U0363382

〔日〕河合隼雄 — 著

# 心理治疗入门

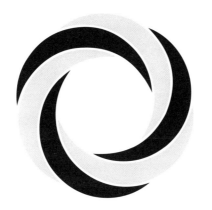

〔日〕河合俊雄 — 编

饶雪梅 — 译

东方出版中心

## 图书在版编目（CIP）数据

心理治疗入门 / (日) 河合隼雄著；饶雪梅译. —
上海：东方出版中心，2021.8
ISBN 978-7-5473-1855-3

Ⅰ. ①心… Ⅱ. ①河… ②饶… Ⅲ. ①精神疗法
Ⅳ. ①R749.055

中国版本图书馆CIP数据核字（2021）第129923号

上海市版权局著作权合同登记：图字：09-2019-492号

"SHINRI RYOHO" KOREKUSHON
VI: SHINRI RYOHO NYUMON
by Hayao Kawai, edited by Toshio Kawai
© 2010, 2019 by Kawai Hayao Foundation
Originally published in 2010 by Iwanami Shoten, Publishers, Tokyo
This Simplified Chinese edition published in 2021
by Orient Publishing Center, Shanghai
by arrangement with Iwanami Shoten, Publishers, Tokyo.

## 心理治疗入门

著　　者　〔日〕河合隼雄
译　　者　饶雪梅
策　　划　刘　鑫　欧阳敏
责任编辑　刘　军
封面设计　钟　颖　田松大魔王

出版发行　东方出版中心
地　　址　上海市仙霞路345号
邮政编码　200336
电　　话　021-62417400
印 刷 者　上海盛通时代印刷有限公司

开　　本　787mm × 1092mm　1/32
印　　张　7.25
字　　数　108千字
版　　次　2021年8月第1版
印　　次　2021年8月第1次印刷
定　　价　42.00元

# 前　言

　　现代社会对心理治疗的需求与日俱增。人们在很多场合都对临床心理治疗师抱有很大的期待,例如,向事故、灾害和违法犯罪案件中的受害者提供心理援助,指导科学育儿,关怀老年人,等等。临床心理治疗师也不负众望,积极活跃在各种场合,做了很多工作。这些工作的核心内容是心理治疗。

　　心理治疗由英语的 psychotherapy 一词翻译而来,它不同于医学模式的"治疗"。医学的做法是找出病因,通过药物或手术去除病因(当然,中医和整体医学等有别于此,关于这一点,笔者将在后文详述)。而心理治疗的根本在于依靠来访者自身潜在的可能性,比起"治病",顺应来访者本来的人生道路的色彩更浓厚一些。

　　也许有人会说,既然如此,抛弃"心理治疗"之类的说法,采用"心理援助"或"促进成长"之类的说法岂不更合适? 实际上心理学家中也不乏持这种观点的人。他们强调自己的工作并非治疗病人，而是帮助"正常"人成长。他们中有的人觉得自己的工作内容比"心理治疗"更"高尚"，也有的人强调自己并不是像弗洛伊德那样光从性的角度分析，而是聚焦于人内心的闪光点。

这些主张确实有一定道理，而且，如果要突显其与医学"治疗"的不同，也许确实不用"心理治疗"这一说法为好。笔者有时也出于各种考虑而不用"心理治疗"一词。这里之所以还用这个词，是因为笔者意识到单从前述角度考虑往往容易把事情想得太简单。

诚然，帮助"正常"人"成长"这种说法更令人愉快，但是只要我们真正投身其中，便会发现正常与异常、成长与退行、善与恶等的区分并非那么简单。正如荣格曾经提到过的，有的来访者"原以为是宗教问题，却发现涉及性方面的问题"，有的来访者"原以为是性方面的问题,却发现不得不面对宗教问题"……实际的心理治疗中经常会遇到这类情况。不历经艰辛战胜重大心理问题,就不可能真正实现人格"成长",这就像一座城市离不开下水道工程。考虑到"心理治疗"这一说法有助于我们充分认识到这一点,还是继续保留为好。

　　本书将讲到,心理治疗与"活着"的人的各方面密切相关。心理治疗师单凭理论上的认知是无法开展心理治疗的,他们必须对人生有深切的"体会"。而真正意义上的"体会"是很难通过书本传达的。为了克服这一点,笔者在写作过程中下了许多功夫。读者可能会注意到本书与一般意义上的心理治疗"入门书"迥然不同。笔者希望有志于成为心理治疗师的人,至少把写在这里的内容作为入门学习材料读一读。

　　当然,心理治疗领域有各种各样的观点和方法。还有人在努力寻找更"科学的"方法。要注意的是,正如本书将要论述的,如果无视心理治疗的根本——"关联性",是不可能找到"科学的"方法的。希望大家在探索时别忽视这一点。心理治疗以活生生的人为对象,而且每个人都是独特的,单从这一点看,各式各样的心理治疗并存也是理所当然的。如果读者阅读本书后,能根据从本书得到的启发找到适合自己个性的思路和方法,笔者将深感荣幸。

　　心理治疗曾在美国风行一时,特别是精神分析,人们一度对其效果寄予了过高期待,后来反而出现了"与其依靠心理治疗不如依靠生理治疗、药物治疗"的观点。大量抗抑郁药物被研发出来,很多人认为对抑郁症患者而言,服用抗抑郁药物比心理治疗效果更显著。但是,最近的研究表明,抑郁症患者即使依靠抗抑郁药物实现暂时好转,也往往很快便复发,只有药物治疗和心理治疗双管齐下才能降低复发率。

这并不限于抑郁症,身心症之类的病症同样也需要兼用身体治疗和心理治疗才能取得最佳疗效。

在这种背景下,心理与身体的关联越来越受重视。西方近代医学建立在明确区分心理与身体、医生与患者的基础上。但是,人们在实际的医疗中认识到不应该刻意区分这些,而应该注意它们之间的"关联",人们还看到了整体医学和中医等的疗效。可以说,在实际医疗中,心理治疗的行为塑造法与身体医学同样重要。临床心理治疗师作为医学团队中的一员,其作用将日益凸显。

日本最近的重大社会问题之一是,中年男性自杀事件日益增多。笔者很早就讨论过"中年危机",眼下经济不景气又使其进一步加剧。中年人是家庭的支柱、社会的中坚力量,他们自寻短见所造成的损失实在太大了。笔者开始思考能不能向这样的人提供一些心理援助。

当然,要帮助陷入中年危机的人,心理治疗师自身必须具备相当的阅历。说实话,目前能充分做到这一点的临床心理治疗师的数量远不足以满足社会需求。笔者之所以长期致力于临床心理治疗师的培养,也是出于这个原因。临床心理治疗师想要提高心理治疗能力,必须不断学习。本书归根结底只是"入门"读物,希望读者别忘了勤学苦练。

正如本书最后一章将要讲到的,个人与社会的关联之密切远远超乎想象。与个人有关的事情,便与社会有关,考虑社会事务的人,如果无视其中涉及的个人,就不可能展开真正有效的思考。

笔者的主要工作是心理治疗,这个工作要求笔者专注地为自己面前的来访者考虑。笔者也以本职工作为基础向社会发声,并承担了一些公共事务相关的工作。这些工作也在一定程度上得到了大众的认可。想来,这是因为笔者的方法

论没有什么大问题。今后笔者面向社会和国家要做的事情
会越来越多,但笔者决不会忘记重视具体的活生生的个人。

　　本书虽然是心理治疗的入门书,但从上述视角展开的思
考,应该不仅对临床心理学的相关人士有所帮助,也对关注
人的生存状态的其他各领域人士有所裨益。如果本书能对
读者思考人生有所启发,笔者深感荣幸。

# 目　录
## Contents

前言 / 1

## 第一章　意象与心理治疗 / 1

一、意象与人的存在 …………………… 3

二、意象的特性 ………………… 6

三、实际心理治疗中的意象 ………………………… 11

四、意象与语言 ………………… 15

五、与意象共生 ………………… 19

## 第二章　心理治疗中的身体 / 25

引言 ………………… 27

一、活生生的身体 ………………… 30

二、东方的心理疗法 ………………… 33

三、身心关系 ………………… 36

四、关于灵魂 ………………… 40

**第三章　过渡礼仪与现代** / 43

　　一、过渡礼仪的重要性 ···················· 45

　　二、过渡礼仪的消失 ···················· 48

　　三、心理治疗与过渡礼仪 ················· 52

　　四、心理治疗师的过渡礼仪 ··············· 56

　　五、现代的过渡礼仪 ···················· 59


**第四章　"故事"的意义** / 63

　　一、无意识生成神话的机能 ··············· 65

　　二、"讲述"与"告诉" ·················· 77

　　三、"联结" ·················· 81

　　四、故事的危险性 ···················· 84

　　五、活出自己的故事 ···················· 88


**第五章　心理现象与因果律** / 91

　　引言 ·················· 93

一、理解的体系 ·················· 96

二、放弃基于因果律的思考 ·················· 102

三、权宜的因果说明 ·················· 110

## 第六章　**心理治疗中的移情和反移情** / 115

引言 ·················· 117

一、移情和反移情的相互性 ·················· 120

二、移情和反移情中的难题 ·················· 125

三、移情和反移情的深度 ·················· 132

## 第七章　**心理治疗中的个性** / 139

一、心理治疗的目标 ·················· 141

二、人的类型和个性 ·················· 145

三、伦理纠葛 ·················· 149

四、身为日本人 ·················· 153

五、治疗者的个性 ·················· 158

**第八章 个人与社会** / 161

引言 ·················· 163

一、家庭的问题 ·················· 166

二、时代精神 ·················· 171

三、心理治疗与道德 ·················· 177

四、个人中的社会 ·················· 180

**后记** / 183

**[演讲] 蛰居与梦——现代人的处方笺** / 185

**解说 心理治疗与他者** 河合俊雄 / 209

**出版后记** 河合俊雄 / 216

# 第一章

## 意象与心理治疗

# 一、意象与人的存在

意象在心理治疗中起着非常重要的作用。诚然,心理治疗诸方法不尽相同,严格说来,应该说"在笔者开展的心理治疗中意象起着非常重要的作用"。不过,即使不怎么注意意象的心理治疗师,也不得不承认其开展的心理治疗归根结底与意象有一定关系。这是因为心理治疗中的治疗师和来访者都是人,只要是人就不可能与意象绝缘。

该如何表述这个问题,笔者寻思了很久,最后想到了本节标题所示的角度。在讨论心理治疗之前,笔者想先从"人"与意象的关联来谈谈人的存在。

田中康裕提出炼金术士的做法是"反自然的操作"(opus contra naturam)[1]。荣格也反复论述过人的存在本身就带有"反自然"的性质。可以说在人类诸多反自然的特性中,"意识"和"语言"(语言可以说是意识的工具)是最为重要的。

同样看见一棵树,人会通过语言来认识这棵"树"(比如说"丝柏"),而动物却不会这么做。站在树上的鸟或想要爬树的猫会以某种方式认知这棵树,这棵树也可能参与到它们的生命中。它们的体验是怎样的呢?只能以"!"表达出来吗?不言而喻,这个体验会融入那只鸟、那只猫"活"在那个时间那个场合的体验中,它会是相当多姿多彩的。而人则一想到"那儿有一棵丝柏",便会将自己的体验限定于单一意义——被"丝柏"这一词语束缚了。

这种场合,如果有像凡·高那样的人,不被"丝柏"这个词语束缚,用心观察感受那棵树本身,并凭借自身才华将所见所感表达出来,其作品便能使人仿佛看到事物本来的样子,正如原本笼罩在雾霭中的模糊不清的景色顿时清晰了起来。这也许就是人类在掌握语言之前看到的树的样子,或者是某种动物看到的树的样子。

人掌握语言后,便会通过语言描述自己看见一棵树的体验——"看见了一棵丝柏",再将之纳入记忆中,并在一定程度上系统化地保存这种记忆,以便自我这个主体分析事物、采取行动。在此过程中,自我逐渐变得强固起来。

自我的这种形成过程,可以视作"自然的"倾向,而这个自我又可以说是反自然的元凶。人类的自我构筑了丰富多彩的文明,尤其是在近代,人类利用科学技术操纵自然,过上了其他动物所无法企及的便利舒适生活。但人类终归是自然的一部分,当人类的自我与自然之间产生巨大乖离,便会受神经症和身心症等的困扰。换句话说,当自我无视自然孑然独行时,恢复人的存在之整体性的补偿作用将引发神经症、身心症等。

虽然未必总是造成这么严重的后果,但恢复人的存在之整体性的机制总在发挥作用。这通常不易察觉,当意识与无意识相呼应,它便以意象的形式呈现出来。意象固然是意识的活动,但其中也可以看到无意识所起的作用。

实际上心理治疗是在多个层面上展开的。有时在意识层面上改变认知和态度等，便可以在某种程度上解决问题。但是更多情况下，深层次的心理活动至关重要。例如，上文提到的当人的自我与自然之间的巨大乖离引发问题时，想要恢复正常就需要让意象充分发挥作用。因此，心理治疗经常把人内心深处形成的意象——梦作为素材，或把绘画、箱庭等造型物和由身体展示的舞蹈作为意象的外化。

自我与自然乖离有时也指身体性的丧失，人的心灵与身体被割裂。这里的"身体性"，并非指医生诊察的客观存在的"躯体"，而是指自我依存的身体。身体性的丧失也表现为"纸上谈兵"。想是想了很多，却不切合实际，活着的实感非常淡薄。现代社会中这样的人越来越多。很多成天无精打采的年轻人都属于这种情况。能够激发他们活力的意象枯竭了。

为了有效治疗他们的这种状态，笔者特别关注意象。接下来稍稍谈谈意象的特性。

## 二、意象的特性

上一节已经谈了意象在心理治疗中的重要性,本节对意象的特性作简单介绍。这与笔者发表在别处的内容[2]有重复之处,不过,笔者认为这样对意象的特性作全面介绍是很有必要的。

### 1. 自律性

意象的一大特性是有其自律性,不受自我控制。最典型的例子就是做梦。我们梦见的内容常常出乎预料,而且无论怎么强求也未必能梦见自己想梦见的内容。诚然,有时候梦中的我们知道自己在做梦,也会为躲避危险而试图改变情节。那是由于当时的心理活动中意识的参与度很高。由于梦具有很强的自律性,心理治疗经常利用它。

德田完二开展心理治疗时会采取的方法是,询问来访者调整心绪时将在意的事情"放在哪里"[3]。这里非常关键的一点是,回答是自律性的。即使当事人刻意想放在别处,也"很难移动"。

如上所述,我们所关注的意象是自律性地产生于内心的,比刻意想出的内容或描绘的空想,更具有深切的情感。自律性是区别两者的重要指标。

### 2. 具象性

意象是很具象的。日语有个说法叫"从清水的高台上跳下去"[1]，人的梦中也可能出现从高处跳下的场景。日语中有很多与身体相关的具象的说法，例如"肩负重担""肚里的蛔虫""施展不开拳脚"等。意象的形成往往伴随一定的身体感觉，这也是意象的特征之一。

织田尚生记录了接待来访者时自律性地产生的意象："听了来访者的话（'要是今天没来面谈就好了'——引用者注），治疗师仿佛胸腔被剖开，里面的心脏露了出来。这是相当真切的意象。"[4]不同于人们常用的"心痛"等说法，这里使用了超越一般感受的、非常具象的意象。

## 3. 集约性（多义性）

意象具有丰富的内涵。例如，渡边雄三的论文《梦中的故事与心理治疗》[5]中介绍的梦都显示出这种集约性。一个20多岁的女性的梦首先呈现了一个场景——"过去的木结构老宅"。正如渡边所论述的，这里汇集了这名女性"很久以前的经历、与亲子关系有关的幼年经历"等。梦中遍地出没的"蛇"包含了许多意义。在这个意义上可以说，梦的意象是极其多义的。要注意避免立刻赋予它单一的意义，加以"解释"。"必须通过细致的交谈，逐渐认清这'令人毛骨悚然的蛇'的原形"，绝不能操之过急。

---

1　京都清水寺主殿前的平台倚山而起，前半部分伸出崖外，由百余根立柱支撑，宛若巨大的舞台，被称为清水舞台。"从清水的高台上跳下去"比喻破釜沉舟，豁出去了。

## 4. 直接性

意象直接作用于看到该意象的人。渡边论文中某男性梦中出现"受伤的狗"的意象便是一个典型的例子。该男性梦见两只狗在濒死状态下回到家中。他检查狗的伤势，发现"一条腿早已脱离身体，把那条脱离的腿往上抬，便看到脚趾动了起来。然而那腿并不是狗的腿，而是小孩的腿。到亮处一看，发现伤口之深令人不忍直视"。他"不禁感叹它硬撑着回来真是不容易，情不自禁地想要摸摸它的头"。这个梦境源于"年幼时双亲意外身亡，在心灵深处留下了深深的伤口"。

能让人感受到意象的直接性的一个例子，就是面向儿童的游戏疗法中的游戏。儿童自由自在地游戏时，其内心的伤痛往往会如实地呈现在我们眼前。例如，儿童在游戏中会出人意料地模拟受伤、被杀等。即使别的时候儿童并不直接说出自己的悲伤和愤怒等，我们也可以通过他在游戏时的表现感知到它们。

## 5. 象征性

意象具有象征性。笔者先说一下本书在什么意义上使用象征一词。荣格对象征作过如下说明。

但凡把象征性说法当作已知事物的类似物或略称

的,都是符号式把握。把象征性说法当作对基本未知事物所能想到的最佳的(没有比这更明确的或者属性完全吻合的)定义,就是象征性把握。把象征性说法当作有意地给已知事物换个说法或变形,便是寓意式把握。[6]

也就是说,一对一的对应关系并非象征,而是"符号"。例如提到"蛇"便联想到"男根",那便是符号,而非象征。既然称为象征,那便是无法简单地换一个说法来表达的。

例如,织田尚生评论来访者的梦境说"来访者经历了象征性分娩"[7]。来访者梦中的分娩并非对应真正的生孩子,而是象征着来访者具有创造某种新事物的可能性,这包含着无法简单地用语言表达的内容。

## 6. 创造性

意象与创造性之间存在深刻的联系。可以说,绘画、音乐、文学、戏剧等创造性活动都离不开意象。

这样说可能会让人以为这是特别有才能的人的事儿。但笔者认为,活着本身便是一种创造性活动,无论怎样的人,活出自己的人生本身就是全世界独一无二的事情。在这个意义上可以说,心理治疗是帮助来访者进行创造性活动的。以上文提到的渡边论文中所举的梦境为例,某个女性梦见被告知自己的装扮是"冒牌货"[8]。这个梦要求她努力摸索真正属于自己的装扮,让生活富有创造性。

## 7. 心理能量的传送

意象能将心理能量传送到意识中,这是意象的重要特性之一。

创造性活动最能说明这一点。一个想要有所创新的人不断思考、反复尝试,乃至精疲力竭,什么也做不了,心理能量退行至无意识领域。这时,如果新的意象突然涌现,和退行的心理能量一起流入意识领域,便会带来新的发现。

再看看抑郁症的情况。心理能量退行,供自我使用的能量减少,人陷入抑郁状态。这时,如果有某种意象出现,成为心理能量的传送者,抑郁症便能得到消解。

如上文简单介绍的那样,意象强大而有力,可以为人所用。不过,由于其威力过于强大,若使用不当反而有害。虽然意象源于个人体验,但其深层具有相当的普遍性。因此,如果某种意象被利用作强有力的象征,便可能吸引相当多的人,当它施展出压倒性的威力时,会把许多人引向错误的方向。自古以来各种宗教象征出现又消失,其中有些引起了狂热的拥护或反对,就是由于这个原因。实际的心理治疗中处理意象时,必须考虑到上述问题点。

# 三、实际心理治疗中的意象

接下来谈一谈实际的心理治疗中如何运用意象。这又涉及如何看待心理治疗这一复杂问题。

德田完二为了便于展开讨论而将重点放在"二义性"上[9],这里必须强调的是,心理治疗本身是极其多义的。笔者认为上一节对意象特性展开的讨论,也可以对应到心理治疗上。德田在对二义性作了大量讨论后,得出"与其说二义性应该消解,不如说应该接受"[10]的结论。笔者赞同这个观点,这里沿着他的思路谈一谈。

说到意象在心理治疗中的运用,最典型的例子便是梦。这是因为梦具有超出自我的控制,自发地在内心世界形成的特点。后文将要提到的绘画、箱庭等形式则在相当大程度上受意识控制。首先要注意的是,梦作为意象是名副其实地在梦中"看见"的,有时候甚至伴随身体的知觉,但终究只能由当事者告诉心理治疗师。也就是说,第一手资料只有当事者本人知道。

有一种情况很多人都遇到过:在一个长梦的最后听到了电话铃,醒来后发现现实中电话真的在响。人不可能刻意使长梦的结尾刚好与外部刺激完全一致,我们推测这是因为睡梦中听到了电话铃声,由此唤起了意象,这种短时间的意象体验被自我掌握,便被当作"长故事"。

这里也可以看到意象的一个特点,那便是即使意象本身只是短暂的瞬间,如果它被意识掌握,就容易扩展成一个"故事"。如果意象作为故事具有完整的起承转合,说明意识的参与度很高。睡梦中无意识的作用较强大,当它与意识形成呼应关系,就容易构成故事,用荣格的话说,就是具有"戏剧的结构"。这种情况下的梦也容易"解析"。下一节也将说到,"解析"这一行为受"自我"影响是在所难免的。要注意的是,过度向"自我"倾斜将导致包括创造性在内的无意识的力量被抹杀。反之,如果意象过于片断化,其意义就非常难以把握。

为了生动明确地捕捉意象所具有的意义,荣格想出了"积极想象法"(active imagination)[11]。这是他与弗洛伊德决裂后,陷入自称为"迷失方向"的那种快被无意识淹没的状态时,在与自己的无意识对决的过程中摸索出来的方法。

举个简单的例子。梦中出现了一个意味深长的老人,而梦尚未展开成故事便结束了。这种情况下,可以尝试以老人为对象展开积极想象。首先让自己处于不被干扰的状态,集中注意力,唤起那个老人的意象,再跟他说话。如果他应答了,便记录下来,再继续对话。

这个方法中,因为要做记录,所以有必要让意识参与。但如果意识过于强烈,对话便成了刻意编出的,没有什么意义。反之,如果完全由无意识主导,意识彻底沦为被动,便无法记录。因此,荣格将之命名为积极想象法。

这个方法也是心理治疗中充分利用意象的好方法。这个方法以前在日本很少被用到,最近由于荣格派分析家老松克博的原因而运用得较多了。这个方法最关键的是,要避免过度关注故事的展开,避免自我过度干预。感受不到无意识的自律性是不行的。

梦如此有用,但有些人不太记得梦的内容。所以,心理治疗中也会把绘画和箱庭等作为意象的表达方式。如果是小孩,则会采用游戏的方法。

绘画和箱庭是以他人也能看见的形式呈现意象,是在治疗师和来访者之间已经建立一定的咨访关系的基础上呈现意象的活动。如果两者关系淡薄,来访者应付式地绘画或制作箱庭,就失去了治疗的意义。

关于绘画和箱庭,不要刻板地认为是心中先有某种意象,再把它呈现出来。即使原本就有某个想法,也要通过这种外化激活无意识,完成超乎本人意图的创造性活动,这才是它的意义所在。这并不只具有单纯的倾诉意义,还具有通过将超出自我控制的内容呈现出来,实现治疗的意义。此外,即使就来访者本人的意识而言是随意的或应付式的,也可能出乎意料地呈现出深刻的内容。

德田完二论述的"意象技法"与上文所述多有异趣,不过,根本的东西是一致的[12]。它们都是以能激活来访者无意识的咨访关系为基础,依靠来访者无意识中潜在的自我治愈能力。由于无意识的作用是通过意象表现出来的,因此它们都很重视意象。

　　德田的方法的一大特点是,运用增井武士首创的"收纳意象法"(德田命名)。与前面讲的方法相比,"收纳意象法"中治疗师积极参与的色彩较浓,但它也以治疗师注意自身与来访者的关系,尊重来访者的自主性为前提。而且,来访者必须尽可能听从于无意识。关于这一点,德田在别处与笔者对谈的时候说过:"如果用头脑思考,难免因刻意为之而导致进展不顺利。我们只能静候来访者内心自发形成的东西,听任它,信赖它。这样的话,来访者也能放松心态,以长远的眼光来看待问题。"[13]这一点是非常重要的。

　　治疗师要做到以这样的态度接待来访者,需要专门的训练。可见,"收纳意象法"看似简单,却不是一般人能够轻易运用的,有时甚至可能出现危险。

　　"收纳意象法"是一种非常独特的方法,它并不从通常的层面处理来访者的烦恼和痛苦,不考虑它们是如何形成的,该如何分析、如何应对等问题,而只考虑它们作为意象应当被"收纳"于何处。它是一种挖掘意象本身的力量的方法。

　　可能有人会说不弄清楚缘由就开展治疗很荒诞、不可能有效等等。但它确实治愈了来访者,这是不容否认的事实。梦、绘画和箱庭也与此相似。在接触这类意象的过程中,即使没作特别的解析,来访者也治愈了,问题也解决了。如何看待这一点,是运用意象开展心理治疗所绕不开的问题。下节将从意象与语言的关系的角度来讨论这个问题。

# 四、意象与语言

本章开头提到意象在恢复人的存在之整体性中发挥着重大作用,也提到语言对人类而言具有两面性。正是语言使人类有别于其他动物,可以积累经验,并传授给他人。但是,人使用语言自由表达自身观点的同时,也受到语言对思维的限制。关于这一点,池上善彦指出:"语言不仅是人用以表达和交流的手段,也许更是无形中支配着人的君主。这个认识不亚于深层心理学发现'无意识'吧。"(14)

"那家伙是敌人"的说法中,用"敌人"一词界定"那家伙",便会对他所说的话或充耳不闻,或产生误解。用"石头"表达自己看见了什么,便只看到叫作石头的东西,却根本注意不到那块石头的形状如何、是否长了苔藓等情况。还有上文提到的,"丝柏"这一名称限定了丝柏这一存在。

就这一点而言,意象更为形象生动。不过伤脑筋的是,意象所指不明确。尤其当我们开始思考它的"意义"时,越发感到费解。举个很多人都经历过的例子,做了不可思议的梦后,往往还没弄懂怎么回事就忘记了。说到底,梦一般都难以记住的一大原因就在于它的不可名状。所以,有必要对梦作"解析"。

以上文提到的渡边雄三所举的梦为例(15)。梦见"受伤的狗"的男性在别的梦中梦见了"像巨大的山椒鱼又像庞大的鼻涕虫的恶心生物",非常震惊,自然会寻思这到底是什么。对此,分析家渡边称之为"可怕的'无意识之物'"。这也是一种解释。但如果说"这代表你的母亲",会怎样呢?

本来,对于梦中出现的令人毛骨悚然的生物,可以置之不理,不必勉强作出"解析"。现实生活中我们走在路上遇到可怕的猫狗等等,一般也不会特别思考这是什么。但如果加以特别注意,也许会因此遇到新的事情。小说和故事就常常以这样的场景开头。偶然被什么东西吸引了,便开始了一个故事。

那么,把梦中的这个生物称为"无意识之物",便意味着决心以此为机缘,探索无意识的世界。如果把它解析为"母亲",便会以它为线索探讨与母亲的关系。也就是说,解析不分正误,重要的是多大程度上体会到了当事人当时的痛切感受,以及是否做好了沿着这条线分析下去的准备。而且,解析是否恰当与来访者自身的判断以及其后展开的分析相关。有时,即使已经认定"没错,就是这样",如果事态没有进展,也只好重新思考。

在对梦或其他意象进行解析时,生搬硬套自己所学理论,是没有意义的。"解析"说到底是治疗师与来访者共同完成的。必须倾听来访者的各种联想,在整个大语境下分析。

解析的难点在于它是通过语言展开的,无论如何也难免被自我引导。而且,人的自我总有想方设法从自己的角度去理解万事万物的倾向。遇到难以理解的事物,自我会感到不安。例如,走在路上,遇到罕见的大气球,便会好奇这是什么情况。知道这是大促销的广告后,就会感到安心。如果实在弄不清楚情况,就有可能避开那条路。

无论是梦还是箱庭,如果来访者感到摸不着头脑,解析恐怕将无法展开。也有些来访者认为自己很清楚,梦见游泳,可能会说"我知道,这是因为睡觉时没有盖被子",或者说"这个梦是昨天看的电影里的场景"。这可以理解为来访者想尽快找到解释,消除不安。

上文所举的例子中,渡边雄三将"可怕的生物"解释为"无意识之物"。"无意识之物"这一说法意味着不对内容作限定,而表现出今后也将继续探究该"无意识之物"这种和未来进行联系的态度。但是,如果说它意味着"母亲""母亲真的非常可怕",内容便变得明确,弄不好来访者便可能止于"我知道了"。因此,不作特定解释的效果更好。但是,如果总是含糊不清,来访者会不接受,甚至可能会中止梦的解析。关于解析的这种两面性,分析师必须有清楚的认识。

不应为了避免由自我不理解导致的焦虑,而简单地作出把意象对应为某种概念、某个人或某件事那样的"解析",重要的是体会这个意象所包含的意思。为此,就需要把意象当作意象对待。例如,织田尚生为了解释自己看到的意象,而利用格林童话中的"忠诚的约翰"[16]。这个童话所讲的意象有助于理解临床治疗中的意象。但是,这归根结底只是提供一种启发,不可把它作为固定模式。把分析心理学比喻为炼金术的田中康裕告诫,不要把炼金术作为心理治疗的模式[17]。

　　不过,如果总是配合意象,用意象来说意象,那些自我比较脆弱的来访者便会不安,甚至有达到精神病程度的危险。或者可能会沉溺于特定的意象和象征。毕竟人要在社会中生活下去,自我就必须保持某种程度上的统合,实际的心理治疗中必须留意这一点,用语言表达意象。当然,必须根据来访者的情况,判断用语言表达到何种程度,并非"说正确的事情"即可。

# 五、与意象共生

既然简单地"解析"意象反而有害，为什么现实中仍有很多人作这种大可不必的解析呢？这是因为有些人把医学模式当作心理治疗的模式，误以为就像"医生医治病人"一样，心理治疗师"也应该以医治为职责"，他们简直把解析当作治疗来访者的药物。但是，心理治疗的根本在于依靠来访者自身潜在的治愈能力。当然，这种称为自愈能力的无意识机能，有时可能会对自我产生破坏性作用，这一点需要治疗师特别注意。

重视来访者自身的治愈能力，要注意不在中途妨碍它发挥作用。例如箱庭治疗，如果过程中一不注意作了"解析"，弄巧成拙地使自我参与其中，便会导致治疗停滞。因此，治疗的流程开始后，要注意不作解析，默默守候。这一点同样适用于游戏治疗。笔者当初在欧美提出这个主张，一开始遭到强烈的抵触，后来逐渐得到理解，现在可以说整个国际沙盘游戏治疗学会都承认了不加解析地守候流程的重要性。即便最初持反对意见的那些人，也在接触了大量依照这个主张取得成功的实例后，开始亲自体验，并信服了。

治疗结束后的复盘中，治疗师与来访者对话时，可以说出想到的"解析"，与来访者一起讨论。但是，不管怎么说，箱庭制作过程中的体验是第一位的。

　　笔者这些关于箱庭的观点,基本上适用于"梦"。对梦而言,也是做梦的体验本身才是第一位的。不过,要注意的是,梦与箱庭存在许多不同点。

　　说得极端一些,梦做了就过去了。那么,为什么还要特地对它作解析,让语言介入呢?

　　本书开头说过,人作为"反自然"的物种,存在各种各样的不合理之处。大体上讲,人与自然的和解是在睡梦中进行的。当时的心理活动被意识到后,有一部分便作为梦留在记忆中。可以说当自然的调节作用发挥得很充分时,没必要做梦或记住梦。但是,如果过程中遇到问题或当事人的内在可能性还很大时,从促进调节顺利开展的角度考虑,就有必要对梦作解析。

　　重视梦,并认真讨论它,意味着削弱自我的中心作用,激活心灵作为一个整体的机能。箱庭疗法中,意识参与其中,并在一定程度上融入"作品"中,意识与无意识适当地相互作用,其结果展现在特定的形式中,即使不用语言表述出来,来访者也能把该体验视作自己的真实体验。梦则不同于此,无意识的成分比较多,即使记住了它的内容和情节,也不会像箱庭那样具有真正体验了的实感。由于这个缘故,人有时感受不到梦的意义,难以像箱庭那样不加解析便进入下一个流程。

　　所以,梦还是需要一定的解析的。不过,实际中很难判断到底该分析讨论到什么程度。这种情况下,关键不在于如何解析梦，而在于如何把梦所带来的无意识的活动作为自己之物来感受，或者将如何继续感受。

日本镰仓时代[1]的著名僧人明惠[2]是极其罕见的终生记录自己梦境的人。笔者研究了他的生涯和《梦记》，并写了一本书[(18)]。笔者给书取名《明惠——与梦共生》[3]，因为明惠并非单纯对梦感兴趣，甚至可以说他的人生本身就像在现实中探索梦。

意象这种东西，再怎么描述、再怎么解析也是不够的，需要与之共生。

德田结合笔者曾经提出的"创造性地前行"指出，与其说治疗师的工作是回答来访者的问题，不如说是"转换问题"[(19)]。

也就是说，心理治疗对来访者而言，并非获得自身问题的最终解答，而是将原本凭一己之力无法处理的问题转变成自己力所能及的问题；也就是说，目的不在于"获得答案"，而在于"转换问题"。为了消除烦恼而寻求心理治疗的来访者不少，但心理治疗的实际情况

---

1　镰仓时代，1185 年至 1333 年。

2　明惠(1173—1232)，镰仓前期的华严宗的名僧。1191 年 19 岁的明惠开始记录自己的梦，并持续长达 40 年。其为数庞大的梦记录成为世界精神史上极其稀有的珍贵遗产。

3　原书名为《明惠　夢を生きる》，林晖均翻译、心灵工坊出版的中译版名为《高山寺的梦僧》。

与其说是消除烦恼，不如说是将烦恼转变成更容易处理的形式。治疗师的作用则是陪伴来访者将问题转变为来访者自己能解决的问题。心理治疗中的"答案"是新的"问题"，这也是二义性的。

心理治疗师在将意象言语化时，不是提供抑制某种动向的"答案"，而是提出催生新动向的"问题"。

## 注

（1）田中康裕「分析心理学における錬金術のイメージと論理」
　　河合隼雄総編集『講座　心理療法　第三巻　心理療法とイメージ』岩波書店、二〇〇〇年。
（2）河合隼雄『イメージの心理学』青土社、一九九一年。
（3）徳田完二「心理療法と両義性」、注 1 前掲書。
（4）織田尚生「こころの傷つきと想像力」、注 1 前掲書。
（5）渡辺雄三「夢の物語と心理療法」、注 1 前掲書。
（6）Ｃ・Ｇ・ユング『心理学的類型 II』高橋義孝・森川俊夫・佐藤正樹訳、人文書院、一九八七年、二三四—二三五頁。
（7）織田尚生、注 1 前掲書、二〇三頁。
（8）渡辺雄三、注 1 前掲書、九一頁。
（9）徳田完二、注 1 前掲書。
（10）同上、三三頁。
（11）关于积极想象法，请参考下列文献：
　　　　Ｊ・Ｍ・シュピーゲルマン、河合隼雄『能動的想像法』創元社、一九九四年。
　　　　バーバラ・ハナ『アクティブ・イマジネーションの世界——内なるたましいとの出逢い』老松克博・角野善宏

訳、創元社、二〇〇〇年。

（12）徳田完二、注 1 前掲書。

（13）河合隼雄『閉ざされた心との対話──心理療法の現場から』上、講談社、一九九九年。

（14）池上嘉彦『ことばの詩学』岩波書店、一九八二年、一二頁。

（15）渡辺雄三、注 1 前掲書、八四頁。

（16）織田尚生、注 1 前掲書。

（17）田中康裕、注 1 前掲書。

（18）河合隼雄『明恵　夢を生きる』講談社+α 文庫、一九九五年。

（19）徳田完二、注 1 前掲書、六三─六四頁。

# 第二章

心理治疗中的身体

# 引 言

关于心理治疗与身体，如果简单地认为身体方面的疾病有身体医学应对，与心理治疗无关，而心理治疗应对的是心理问题，不必考虑身体情况，那笔者不得不说这种想法过于简单，不符合实际情况。实际上，身体与心理的关系相当密切，开展心理治疗时必须充分考虑身体的情况，而生理疾病的治疗有时也与心理治疗有关。

说来，心理治疗的发端——弗洛伊德的精神分析学就源于身体医学。现在称作歇斯底里的神经症的主诉是身体机能不全（手足麻痹僵硬，眼睛看不见，耳朵听不见等），但身体各器官本身却无任何异常，因此身体医学对此束手无策。发现这是心理问题的正是弗洛伊德。此事众所周知，这里不再详述。值得注意的是，弗洛伊德为论述心理状态而导入了"无意识"的概念。他提出人的内心存在通常未被意识到的心理活动，他假设了这种心理活动发生的场所，并称之为"无意识"。

对于歇斯底里，弗洛伊德提出，伴有强烈情绪的心理创伤被压抑在无意识之中，可以通过将其意识化实现治愈。后来他认为即使没有实际的心理创伤，内心无意识的某些状况也可能导致各种神经症，这些也可以通过精神分析的技法得到意识化，从而实现治愈。

这往往被简单地理解为心理问题引发身体症状，于是

"心因性"这一说法在医学中被大量使用。但人们对"心因"的理解往往有误,有些人以为生病的原因在于"没调节好心理",有些人以为询问一句"有什么烦恼吗",就能马上找到原因。其实这只会徒增来访者及其家人的烦恼。而且,即便是歇斯底里也很难真正找到原因,如果把其他症状也简单地归为"心因",就脱离实际情况了。

特别是后文将要讲到的身心症,虽然确实与心理因素有关,但如果武断地认定原因就在于此,则未免太牵强。而且,很多时候要找出心理方面的原因几乎不可能。遇到这种情况,本应该改变思路,但有些人却仍然试图借助单纯的因果关系理解身心症。后文也将讲到,笔者不赞成这种做法。

另外,广义上的心理治疗还包括医疗中的各种心理护理问题。首先来看看疾病晚期患者的心理援助。无论医学如何发达,也不可能避免死亡,但可以在一定程度上预测患者还能活多久。对于这样的病人,医疗系统应该充分发挥作用,给予照顾,而不能因为医学无法医治便彻底无视。这种情况可以采用心理治疗中的行为塑造法——当然,必须考虑身体情况。

老年人的问题与此相似。即使身体医学方面没有应对之策,也可以从心理治疗的角度思考如何帮助老年人、如何满足他们的心理需求等。

现代医学以近代西方医学为基础发展而来,它的确立以研究者与研究对象、治疗者与患者、身体与心理的彻底分离为前提。现代医学取得了丰硕的成果,这一点不容置疑。但要注意的是,实际医疗中治疗者与患者的关系非常重要,身体与心理也密不可分,治疗不能只看局部,而要看到整体。说来,重视咨访关系、把人作为一个整体看待,这同时也是心理治疗的基本要求。因此,现实中医学治疗与心理治疗存在密切的关系也是理所当然的。从事心理治疗的人不可忽视来访者的身体情况。

# 一、活生生的身体

探讨身体问题,非常重要的一点就是要区别作为客观对象的人体与自己存活于其中的身体。德语中将前者称为Körper,将后者称为Leib,以示区别。不过,现代人把事物对象化的倾向加剧了,就连对待自己的身体也极其"客观",容易忘记这是自己存活于其中的身体。或者与此相反,正如后文将讲到的那样,过于关注身体。

从这一点看,日语中的"身"是一个非常有趣的词语。对此,哲学家市川浩已经作过详细论述[1],这里就不再赘述了。值得注意的是,日本人通过这样的词语从整体上把握(有时候是不加细分地把握)身体的不可思议之处。

我们用第一人称单数的"我"表示自己,而且我们自信了解"我",但这只是错觉。对未来制定了许多计划的人,有可能当天便因脑出血身亡;人体内的癌症也可能在没有可感症状的情况下恶化。被我们称为"我"的这个存在即使有某种中心,这个中心也并不是"我"这个王国的王,王所不知的、王的统治所不及的领域实在太广阔了。身体领域内的许多事情都是在"我"的意识之外发生的。

那么,"我"跟身体没有关系吗?绝非如此。首先,"我"在很大程度上可以凭自己的意志控制身体。如果加以训练,还可以实现超乎想象的控制,正如运动员、艺术家和专业人士身上所展现出来的那样。不过,我们无法控制内脏的运转。别说控制,就连内脏里发生了什么情况,我们也意识不到。但这也属于"我"的一部分。

笔者与苏联的宇航员列别捷夫对谈时,听说了这么一件事。他曾经历长达上百天的太空飞行。如此长时间的太空飞行,如果期间不适当锻炼身体,体力便会衰减,甚至回到地面后无法正常行走。这种情况下从运动和饮食等方面管理好身体是非常重要的。笔者很好奇他是靠怎样的意志力做到的,不料他的回答概括起来竟是"听从自己的身体行动"。

据列别捷夫说,他并没有一丝不苟地按规定生活,而是自在地听从"身体的声音"。身体说锻炼就锻炼,身体说睡觉就睡觉。这看似非常随性,但绝不是胡来,而是听从"身体的命令"。而且,正如他所认为的那样,如果一板一眼地遵守规定,严格按要求从几点锻炼到几点,就难以坚持上百天的太空生活。

列别捷夫非常巧妙地激活了身体,他的做法很有启发意义。如果与此相反,凡事都理性地按计划行动,把日程安排得满满当当并严格遵守,恐怕谁都会忍受不了的吧。这让笔者不禁想到现代人在日常生活中常常堆积了过多的精神压力,对身体造成伤害。

有意思的是,列别捷夫说他结束太空飞行回到地球后,便听不到"身体的声音"了。也就是说,太空飞行期间他的意识与身体的关系异乎寻常地密切。这意味着他处于一种意识的变异状态（altered state of consciousness）。关于这一点，下一节将进一步论述。

　　吉本芭娜娜的短篇集《身体全知道》[(2)]，文如其名，具体讲述对于人而言"身体"有多么重要。她以少量的事件、情景和感觉等为切入口，非常生动形象地介绍了大量人们已经忘记或没有意识到的事情，"身体全知道"。吉本芭娜娜提醒我们注意，现代人尤其侧重知性，以系统地记忆知识为重点，却忘了自己的亲身体验，而亲身体验对人活着是非常重要的。

　　当身体体验到的现实与意识把握到的现实之间的乖离太大时，人便会产生精神压力。人为了恢复自身作为人的整体性，便会患上心理疾病、生理疾病，或者身心症。生病是恢复整体性的第一步（当然，并非所有的疾病都是这种情况），如果进展顺利，便得以恢复；如果不顺利，便绵延不愈。

　　可以说，心理治疗的目标之一便是使这种关于现实的乖离——意识把握到的现实与身体体验到的现实之间的乖离——顺利回归平衡。在这个方面上，下一节将要讲到的东方的心理疗法比较见效。

# 二、东方的心理疗法

说到心理治疗与身体,就不得不谈东方的心理疗法。这里要讲的疗法可能会被认为带有"宗教"的性质。说起来,不严格区分心理与宗教正是东方的一大特色。《东方与西方的心理学》[3]一书的译者之一岩井宽也说:"比起细分的操作,东方人对归纳或深化的操作更感兴趣,尤其是佛教,综合性非常强,既是宗教、哲学、伦理学,也是心理学。"也就是说,强大的包容性淡化了身体与心理的区别,也淡化了宗教与心理学的区别。

东方宗教中非常重要的冥想也引起了西方许多心理治疗师的重视。1999 年美国召开了一场名为"箱庭疗法与佛教"的研讨会,笔者在会上发表演讲。当时参加者中做冥想的人数量之多令笔者大吃一惊。

冥想首先要注意的是身体状态,在讲求精神状态之前要先端正姿势。禅修也一样。瑜伽虽然包含各种各样的方法,但无论哪种方法,身体的状态都是非常重要的,甚至可以说是首要条件。东方宗教家在这种状态下所体验的东西是基督教文化圈所难以理解的,甚至一度被视为病理现象。不过,20 世纪 70 年代以后,欧洲(基督教)中心主义逐渐衰落,东方的思想和宗教的价值逐渐得到认可。在心理治疗领域,东方的疗法开始受到关注,通过身体激励内心的行为塑造法也逐渐被接受。

　　笔者曾听禅修的人说,坐禅过程中有时会出现幻觉。遇到这种情况,要做的不是注意幻觉的内容,而是检查自己坐禅的姿势。发现姿势不端正之处后,加以调整,幻觉便会消失。可见,比起分析"内心"的问题,他们首先注意身体,比起调节心理,他们优先调节身体。

　　在这种从身体状态逼近内心的方法中,人的意识处于不同寻常的状态。比起视它为意识的病态,人们开始视它为意识的变异状态,即意识的特殊状态,并承认这种意识状态具有其相应的价值[4]。

　　东方的修行因宗教和宗派不同,方法也不尽相同,但都是通过身体的锻炼和修行进入意识变异状态,以求保持意识清醒,并用这种意识把握自己的体验。通过修行之外的方式出现的幻觉和妄想等,也是意识变异状态的一种,但这种情况下意识并不清醒,这是一种病态体验。

　　这种意识变异状态在所有的心理疗法中都极为重要。历史上,弗洛伊德和荣格在20世纪初提出"无意识"的概念,并指出其重要性。这是在将通常的意识(尤其是近代西方的自我意识)定义为"意识"的情况下,将不同于此的心理活动称为"无意识"的。但是,在东方的观念中这也是"意识"的一种。关于这些,井筒俊彦的名著《意识与本质》作了详细论述[5],这里就不再赘述。这里谈谈岸本宽史关于这方面的论述[6]。

　　岸本通过许多案例论述了晚期癌症患者的不同于日常的意识状态,这种情况类似于濒死体验。在通过身体展开的东方修行中,修行者通过锻炼体验通常只有濒死状态下才能体验到的意识状态。从这个角度看,我们就能理解东方的宗教修行中,绝食和埋身土中等行为具有模拟死亡体验的意义。

这种意识状态下很容易出现荣格所说的共时性现象（synchronistic phenomena）。我们经常可以看到这方面的报告。这是所谓的奇迹般的现象,无法用因果关系说明,这也是近代西方否定东方的宗教,并视之为迷信或欺诈的主要原因。

现在情况发生了变化,人们对东方的宗教和从身体到内心的行为塑造法的理解增多了。因此,如上文所讲,在欧美对冥想和佛教等感兴趣的心理治疗师也增多了。

不过,在西方发展起来的心理疗法,以作为近代自我的强大自我的确立为前提,通过这个自我逼近无意识（深层意识）；东方的方法则从调整身体入手,重视深层意识体验本身。两者虽然相似,但不好说相同。这就产生了一个复杂的问题：具有近代自我的人运用东方的方法,或者与此相反,尚未确立近代自我的东方人采用西方的心理疗法,会出现怎样的情况？荣格和梅达特·鲍斯等对前者深表怀疑[7],最近的西方心理治疗师（特别是超个人心理学派人士）则对此持乐观态度。笔者虽然一直在思考这个问题,却还没有得出确定的结论。笔者不能像荣格和鲍斯那样肯定地断言,却也觉得必须相当慎重。这个问题超出了身心关系的范围,这里不再深入探讨。

## 三、身心关系

身体与心灵之间存在一定的关联,这是任何人都能亲身体验到的。悲伤时会流泪,不安时心跳会加快。也有观点认为先有身体方面的变化,后出现情感方面的变化,例如著名的詹姆斯-兰格理论。这反映出即便日常事件的因果关系也不容易把握,我们不容易辨别哪一方是原因,哪一方引起了另一方的变化。

如上文所述,19世纪末弗洛伊德发表了关于歇斯底里的精神分析研究,使心理原因导致身体障碍的现象备受关注。这种观点与20世纪的自然科学思维契合,这导致一时间从心理角度看待身心相关的问题、分析"心因"的热潮高涨。其实实际情况并没有那么简单,但这种观点简单易懂,因此很容易就被接受了。

这种倾向现在也依然存在。例如,有些人对有脱发、狐臭等症状的人或身心症患者问"有什么烦恼吗",甚至直接断言"这是心理问题"。这会使患者及其家人感到困扰。甚至有人把"心因"理解为"心术不正"或"心态不好"等,危害非常大。如果说话者具有某种权威性,造成的伤害就更大了。

弗洛伊德派分析家弗朗茨·亚历山大(Franz Alexander,1891—1964)于1939年提出,应该区别随意运动调节功能障碍和知觉机能障碍跟自律神经失调。他指出前者是歇斯底里,而后者属于植物性神经官能症,两者产生的原因也不同。他消除了探究身体障碍的"心因"时把所有情况都归为歇斯底里的危害,这具有非常重要的意义。不过,对于植物性神经官能症,亚历山大也从因果关系的思路分析。笔者认为对它不应该像对歇斯底里那样分析心理创伤,它与慢性的精神压力等有关,并不那么简单。

人们看到把"心因"想得太简单而导致的问题,并看到这个思路不成功后,出现了转而从身体方面找原因的新倾向。这种倾向从身体的角度分析身心症,试图从中找出"原因"。这种做法也取得了一定的成果,但并没有真正解决问题。

对身心关系提出了划时代观点的是荣格派分析家卡尔·阿尔弗雷德·迈尔(C. A. Meier,1905—1995)。他于1963年发表了论文《从荣格派的观点看身心医学》[8],认为面对身心症的现象,不应该把其中一方看作原因而把另一方看作结果,而应从荣格所说的共时性现象的角度考虑。也就是说,包括身心症在内,身与心之间存在荣格所关注的那种具有某种意义、可称为共时性的现象,应该作为非因果关系来把握,而不应该把其中一方视为"原因",从因果关系的角度分析。

例如,有些癌症病例会出现不可思议的消退现象,即治愈了。如果断定这是"由于做了……",就有可能被认为找到了癌症的治疗方法。如果曾经举行宗教仪式或采取其他宗教行为,就有可能被认为是宗教的力量治愈了癌症。

这种病例中,共时性现象的确出现了,即喝了药或举行了仪式后,癌症确实消退了。但如果把它归为因果关系,并推而广之,便会引起问题,可能产生伪科学和伪宗教等。当然,如果因为无法用因果关系说明便否定事实本身,也是错误的。确实存在的事情就应该承认其存在。不过,这样的共时性现象虽然存在,但没有因果关系,不能得出可推广的操作方法。对此,有观点认为这种病例既然无助于分析该怎么做,就没有意义。关于这一点,后文再详述。

迈尔承认身与心之间存在某种关系,但他不认为就是简单的因果关系,笔者赞成他的观点。关于这一点,有名的理论物理学家、与超个人心理学关系密切的大卫·博姆(David Bohm, 1917—1992)发表了自己的见解[9]。他首先明确地指出,所谓"身与心各自独立存在,因某种相互作用而有关联"的观点与他的理论相矛盾。

他说"身与心并非两个相互影响的独立体,而像一个相对独立的整体的两个部分"。他所说的"一个相对独立的整体"指的是一个人。身与心共同构成人,但这两者间并非原因与结果的关系。

为了说明这一点,他使用了一个非常巧妙的比喻。这里介绍一下。

假设有一条鱼在四壁透明的水槽中游动。分别从互成直角的两个侧面拍摄鱼的姿态,再将胶片分别投影到两块幕布上,会发现两块幕布上的两个图像之间有一定关系。两者的内容有关联,它们展示的并不是相互独立的事物,而是某个活动的实体在不同面上的呈现。这个活动实体所处维度高于幕布上的两个内容。这个维度的存在就相当于人的存在,分别呈现在两块幕布上的两个内容分别对应"身"和"心"的状态。

这里重要的是,我们人类无法直接认知"高维度的存在本身",只能通过"身"或"心"这些侧面接近它。我们对"身"或"心"施以某种操作,会对"高维度的存在本身"产生什么作用,会给"身体"或"心理"带来怎样的结果,是无法从因果关系来把握的。这个"高维度的存在"有其自律性,不会依从人的机械性操作。

这个比喻实在巧妙,但比喻终归是比喻,直接使用这个比喻展开推论,也没有什么意义。不过,它非常恰当地描述出了身与心的关系。

## 四、关于灵魂

试把大卫·博姆所说的"高维度的存在"称为"灵魂"怎么样？我们无法直接感知它，但可以认知它所呈现出来的现象——生理现象和心理现象。作为认知它并在某种程度上控制它的主体，人类有"自我"。但是，身体和心理未必总能如自我之意，有时甚至会出现对自我而言是一种"障碍"的现象。那时自我便会混乱，那个人便需要接受心理治疗。

从这个角度说，心理治疗师的工作就是考虑如何应对自我与灵魂的不协调。因为人无法直接作用于灵魂，所以关键在于如何减弱自我的控制，尊重灵魂的运作，看它以怎样的心理现象和生理现象呈现出来。而且，治疗师要尽量避免操控，让灵魂充分发挥作用。

结合上述内容与此前论述的内容，便可以得出要尽量关注深层意识的结论。或者说必须将自己的身体状态作为自己活着的内容，认真体会。治疗师必须努力争取实现这种状态，这是伴随咨访关系加深而形成的。而且，最重要的是治疗师自身必须放开心态接纳灵魂的运作。处于这样的咨访关系中，来访者就会依从灵魂的运作。

与其说采取这样的态度，便会频繁出现共时性现象，不如说会更加注意这样的现象，这对开展治疗有很大帮助。也就是说，并不像有些人认为的那样，即使知道了身心相关的共时性,也不知道该怎么做,而是懂得了重要的是要避免操控。当然,这并不意味着什么都不做,而是要读懂共时性现象,并在适当的时候采取行动。

近代科学的兴盛衍生出对科学的普遍信仰,使"灵魂"等词语或观点被否定。现代人虽然感知到超越自己的"心"的高维度的存在,感知到有什么东西必须重视,却不清楚到底是什么,因而过度在意或过度爱惜超越"心理"的"身体"。这从人们把健康食品当作宝、对待慢跑就像对待仪式等现象可以看出。作为超越心理的东西,首先关心"活生生的身体",这也许是逼近灵魂的途径。人们往往把心思放在被对象化了的身体的健康上,却忘记了本质的东西。

身处这样的现代社会,对于从事心理治疗的人而言,应该多关注身体自不待言,如果有时能关注超越身和心的灵魂,也许就能在这项工作上感受到更深刻的意义。而且,对来访者而言,不仅能由此恢复身心的健康,也能更深刻地体会到自己的存在。这时,在心理治疗中重视身体能起到很大的作用。

## 注

(1) 市川浩『精神としての身体』講談社学術文庫、一九九二年。

(2) 吉本ばなな『体は全部知っている』文藝春秋、二〇〇〇年。

(3) ジョン・ウェルウッド編『東洋と西洋の心理学』岩井寛・北西憲二・児玉隆治訳、ナツメ社、一九八四年。

（4）C. T. Tart, *Altered States of Consciousness*, New York：Wiley, 1969. 这是标志着美国学院心理学领域认识到这种观点的图书。

（5）井筒俊彦『意識と本質』岩波書店、一九八三年。

（6）岸本寛史「癌患者の〈意識〉と〈異界〉」河合隼雄総編集『講座　心理療法　第四巻　心理療法と身体』岩波書店、二〇〇〇年。

（7）メダルト・ボス「東洋の英知と西洋の精神療法」、注 3 前掲書。

（8）C. A. Meier, "Psychosomatic Medicine from the Jungian Point of View", *The Journal of Analytical Psychology*, 8（2）, 1963, pp. 103－121.

（9）デイヴィッド・ボーム「宇宙の暗在系——明在系と意識」『量子力学と意識の役割』竹本忠雄監訳、また出版、一九八四年。

# 第三章

## 过渡礼仪与现代

# 一、过渡礼仪的重要性

过渡礼仪一词在日本一度由于奥姆真理教的缘故,给一般人以特别沉重之感。这真的很可惜。其实,过渡礼仪对现代人而言极为重要。也正因为如此,奥姆真理教利用它吸引了许多颇有才智的年轻人。

当过渡礼仪开始在日本民俗学、文化人类学和宗教学等领域广为人知时,心理学界尚未注意到它,临床心理学界也并未关注它。笔者是通过荣格心理学接触到它的。1962年笔者前往苏黎世的荣格研究所留学,在那里听了很多课,其中有一门是文化人类学,在课上笔者第一次知道了过渡礼仪。

当时笔者想,过渡礼仪在心理治疗中非常重要,可谓核心之一,将来回到日本讲授心理治疗时首先必须介绍它。不过,1965年笔者回到日本时,日本还处于"自然科学"一边倒的时代,笔者考虑到立马将自己的想法讲出来很危险,便决定先专注于临床实践,以后再慢慢传播荣格心理学的核心观点。

结果,1975年笔者才正式将过渡礼仪介绍到日本的专业圈子[1]。登载的刊物是笔者当时供职的京都大学教育学院的心理教育咨询室纪要,这在一定程度上属于内部发言。不过,过渡礼仪后来逐渐被广大心理治疗师接受,现在可以说已经广为人知了。这里就不再详述,只简单谈一谈。

正如山中康裕介绍的[2],过渡礼仪使"加入者的宗教地位或社会地位发生决定性变化",这是相当繁杂的礼仪,需要一项一项完成。非近代社会中,成年、结婚和死亡等各个人生节点都会举行过渡礼仪。人们通过参加过渡礼仪,可以深切地"体验"到自身的变化。

后文也将讲到,近现代社会的特征之一便是消除了自古以来的过渡礼仪。这引发了现代人的许多问题。

例如现在常见的"没长大""不成熟"的人:有的人工作中被上司叱责两句,便立马辞职;有的人号称从事自由职业,听上去很潇洒,却不足以养活自己,还得依赖父母的收入;有的人婚后遇到一点点小摩擦,就回自己父母那儿。这些人在年龄上已经达到甚至远远超过成年的标准,却还不能作为一个合格的社会人承担责任。

笔者认识的一个男高中生毕业后选择了补习再考,却成天游手好闲荒废学业,甚至加入了飙车族。看到他骑着摩托车到处晃荡,笔者想他这是在求死吧。不止这样的案例,笔者常常在自己接触的青少年犯罪和家庭暴力的案例中,看到"死"这个诱因的影响。

笔者想,这类案例中暗含的无意识中"求死",是为了体验过渡礼仪中非常重要的"死与再生"而作的挣扎。当然,过渡礼仪中的"死与再生"终归是象征性的。笔者认为,当这种象征性的体验方式被剥夺后,人对过渡礼仪的需求愈发急切,便发展成简单粗暴的对死的希求。当事人可能并没有意识到这一点,但其冲动的行为可以解释为追求过渡礼仪而作的挣扎。

事实上,笔者在实际的心理治疗中与这类青少年接触时,发现他们确实通过做梦、游戏以及其他行为获得与过渡礼仪类似的体验。

现代日本社会对青少年问题的关注度提高了。在这样的背景下谈过渡礼仪,很多人都承认其重要性,进而产生"过渡礼仪为什么消失"的疑问,甚至有人简单地提出"恢复征兵制"等极端的办法。但是,简单地呼吁"恢复过渡礼仪"显然无济于事。那么,到底如何是好呢？在考虑这个问题之前,有必要分析为什么过渡礼仪在近现代消失了。分析这个问题有助于我们理解过渡礼仪的本质与近现代社会的特征。

## 二、过渡礼仪的消失

近现代社会中过渡礼仪消失了。这是为什么呢？为了说明近现代社会的特征，村上阳一郎从科学史的角度使用了"圣俗革命"一词[3]。村上的很多观点都值得我们认真倾听，这里引用村上本人的简要概括。

> 这场革命大致可以分为两个阶段。第一阶段是共同拥有知识的人群世俗化。从只有受神恩宠的人才能传承知识，到所有的人都可以传承知识。我们可以从弗朗西斯·培根身上看到这种思维的典型。第二阶段是给知识定位的关系脉络的转换。从"神——自然——人"的脉络变成了"自然——人"的脉络。这种变化伴随着科学和哲学各自独立的进程。

先看第二阶段，简单地说就是此前凌驾于人类之上的神被架空了。过渡礼仪作为制度存在的前提条件是彻底定形的社会。这样的社会从一开始便一应俱全，对后来出生的人而言，至关重要的是"获准进入"这个世界。也就是说，这是已经成形的世界、封闭的世界，这里不存在"进步"的概念，小孩加入其中时需要通过过渡礼仪。

关于这一点，笔者曾在《长大成人的难处》[4]中画示意图作说明，考虑到它对理解过渡礼仪很有帮助，这里结合当

时的图再作说明。古代社会的结构如
图 1 所示,近现代社会的结构如图 2 所
示。后者的一大特征在于认为社会是不
断"进步"的,并且极其重视这一点。图
2 中,小孩 a 长大后作为大人被社会 A
接纳,但当社会进步,由 A 演化成 B 时,
如果 a 没有实现相应的转变,他将像小

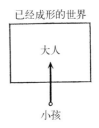

图 1　古代社会的
结构

孩一样被社会 c 遗弃。如果小孩 c 长大后进入了社会 C,那
就意味着他已经达到了社会 B 中的大人水平。想想日新月
异的 IT 企业的情况,就不难理解这一点了。

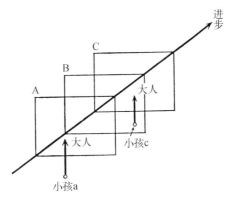

图 2　近现代社会的结构

　　由于这样的原因,如今在原有过渡礼仪的意义上举行
成人仪式的规则已经消失了。各地举行的成人仪式是形式
化的,年轻人并不能在其中体验到自身"实际条件的根本

变革"(5)。

接下来看看村上阳一郎所论述的"圣俗革命"的第一阶段。"从只有受神恩宠的人才能传承知识,到所有的人都可以传承知识",这意味着什么呢？在心理治疗领域,这意味着只有得到"召唤"的特别之人才能成为巫师巫女的观点已经不成立了,成为巫师巫女的过渡礼仪消解了,谁都有可能成为心理治疗师。

考虑到可能有读者会觉得这里突然提到巫师有点唐突,笔者稍加说明。提到近代心理治疗的发端,谁都会想到弗洛伊德。而且,在被村上称为圣俗革命的时代精神的影响下,弗洛伊德主张自己的方法是"科学的"。也就是说,只要掌握了他所说的"科学的"知识和技法,谁都可以成为精神分析师。

但是,如今我们从"对自然科学的信仰"中解放出来再思考心理治疗的本质时会发现,正如艾伦伯格（Henri Ellenberger,1905—1993）在其名著《发现无意识》(6)一书中阐明的那样,关于心理治疗师的起源,向巫师追寻才是恰当的做法（只是追寻起源,并不是把心理治疗师视作巫师的同类）。在一切都开始世俗化的近代之前,与人的"心灵"打交道的是巫师。

从这一点看,河合俊雄的《心理临床的理论》(7)在探讨心理治疗时先从巫师开始说起,对我们今后思考心理治疗的本质有很大启发。这里无法对巫师作过多讨论,更多内容请参考《心理临床的理论》一书。

　　这里想强调的是，近代以来不仅仅成人仪式那样人们眼中所有人都需要的过渡礼仪，就连原本为巫师巫女等特定人群所需的过渡礼仪也消失了。近现代人经过"启蒙"，把过渡礼仪之类的礼仪都当作"迷信"抛弃了，生活在世俗化合理化的社会之中。人们在短时间内享受了它的便利和舒适后，开始意识到它带来的损失之大。前面也稍微提到了，人们注意到一些没有经历必要的过渡礼仪的人给社会带来的危害非常大。

# 三、心理治疗与过渡礼仪

作为规则的过渡礼仪在近现代社会中消亡了,但人对作为内在体验的过渡礼仪的需求并没有消失。这就给现代人的人生带来了问题。小孩长大成人是很不容易的事情。为此,在古代社会人们协力应对,不同的社会或群体分别建立适合自身的过渡礼仪制度。近代以后这些都消解了,个人不得不自编自演自己的过渡礼仪,个人要承担的增加了很多。

现代人生活在始于近代的潮流中,往往不仅否定过渡礼仪规则,还把过渡礼仪本身也当作"迷信"加以否定。不过,即使人们刻意否定,人的存在本身对过渡礼仪的需求也会通过无意识起作用。当两者的分裂实在太大时,便会以"问题行为"的形式呈现出来。因此,看心理治疗师或被带去看心理治疗师的人,很多都需要在心理治疗师的陪伴下努力完成过渡礼仪。心理治疗师有时也正是带着这样的想法接待来访者的。

山中康裕和岩宫惠子的研究表明,借助过渡礼仪的角度有助于理解来访的青少年[8]。青少年的某些行为很容易被贴上"异常"或"病态"的标签,当这些行为被解释为成长中必不可少的一部分,被视为过渡礼仪时,当事人及其身边的人便能把它当作有"意义"的东西来理解。虽然有些情况下这将是一个相当漫长的旅程,但它总是依循过渡礼仪的三阶段——分隔、边缘和聚合的流程展开。

那么,心理治疗师的作用与古代过渡礼仪中的长老或巫师相同吗? 其实并不相同。虽然心理治疗中发生的事情与古代过渡礼仪中的事情相似,但并不相同。关于这一点,我们必须有清楚的认识。如果心理治疗师一不小心扮演了巫师或长老,就会引发大问题。

心理治疗与过渡礼仪的不同点,首先在于后者以明确的超越一切的神圣事物为前提。要使过渡礼仪作为规则得到落实,就必须有凌驾于一切之上的神圣事物存在,不管是否称为神,它都是整个群体拥有的共同幻想。如果忽视了这一点,即使模仿那些现在依然保留着过渡礼仪的部落的礼仪,称之为"治愈的礼仪",无疑也达不到效果。心理治疗师终究只能依靠个人及个人的无意识,只能遵循从无意识中产生的东西的引导。

既然称为个人的无意识,按理说心理治疗师和来访者都拥有(下文将会讲这种表述有问题),在一定意义上两者是对等的。也就是说,治疗师和来访者中哪一方相当于过渡礼仪中的长老,哪一方相当于新人,会因时间和场合而改变。关于心理治疗师的过渡礼仪,下一节将会讲到。总之,我们对咨访双方的相互作用要有充分的认识。

虽说治疗师和来访者相互作用,但治疗师必须对当时正在发生的事情及其意义有清楚的认知。做不到这一点就没有资格当治疗师。现实中有些心理治疗师认定治疗师总是处于长老的位置，有时未能意识到其自身的过渡礼仪正在进行，把自己弄得晕头转向的。

其次，在作为规则的过渡礼仪中，新人从日常世界进入非日常世界，能明显地感受到"分离"。心理治疗虽然是在限定的时间和空间内面谈，且努力营造不同于日常的空间，但面谈一结束来访者便回归日常生活，待择日再面谈，如有需要再重复。这是两者非常重要的不同点。

为了避免难得的"分离"体验被碎片化，有些团体活动让所有成员一起离开人多之处，在较长的一段时期内（例如一周）共同食宿，以便获得与过渡礼仪类似的体验。这种团体活动有时也能取得一定效果，但它并不同于古代的过渡礼仪，由于活动结束后参加者所回归的社会中并没有用以联结大家的共同幻想，具有彻底非圣化的性质，所以团体活动中体验的内容有时并不起作用，甚至会带来负面影响。关于这一点，主办者必须有清楚的认识。

心理治疗师不同于巫师，在一周只面谈一两次的情况下，前者需要考虑来访者在现实世界中的适应问题。也可以说，正因为这样，心理治疗具有现代过渡礼仪的意义。它在日常生活不受影响的情况下开展非日常世界中的过渡礼仪。有时两者存在不可思议的重合，日常生活中的各种事情可以起到部分过渡礼仪的作用。能从整体上把控好这些的才算真正的心理治疗师。

　　如果把适应日常生活放在第一位,就有可能剥夺来访者难得的完成过渡礼仪的机会;如果以非日常体验为重,又有可能破坏来访者的日常生活,导致其生活陷入困境。心理治疗师必须协调好两者。

# 四、心理治疗师的过渡礼仪

前文也提到了心理治疗师的过渡礼仪,本节将具体谈一谈。

巫师有明确的过渡礼仪。这并不是说通过一次仪礼就能成为巫师,事情绝没有这么简单。要成为巫师必须历经长期的痛苦煎熬,这就是众所周知的巫师的"巫病"及其克服的过程。借用艾伦伯格的话说就是"创造性疾病"[9]。痛苦的"疾病"以及对它的克服是成为巫师所不可或缺的过渡礼仪。

那么,心理治疗师的情况如何呢?如果笔者说心理治疗师与巫师一样,需要某种"召唤",可能会被批判说视心理治疗师为特权阶级,这里姑且说只要"想当"谁都能当吧。确实,在这个意义上,心理治疗师的门户对所有人开放,谁都有机会。但是,平等社会里,谁都可以成为职业棒球手或职业足球运动员吗?谁都可以成为职业艺术家吗?即便是机会面前人人平等的社会,每个人选择自己要走的路时,仍需要结合自身情况加以考虑。很多人都遇到过这种情况,做选择的时候坚信自己纯粹出于个人想法,后来却发现还是受了"召唤"的影响。

前文提到弗洛伊德借着"自然科学"的包装推广精神分析。该倾向在美国尤其显著。笔者认为其实他自身是深知心理治疗的本质的。一个情况就是,他认为要成为分析师绝对需要接受"精神分析自我体验"。如果精神分析与自然科学的知识体系相同，那就应该可以通过书本学习来掌握，但他却认为只能通过精神分析自我体验掌握，而无法通过其他方法掌握。而且，在精神分析自我体验的过程中，谁都会经历广义的"疾病"以及康复。这里特地用"广义"，意在强调未必是实际的（身心方面的）疾病，但精神上无疑经历了相当大的挑战。

那么，原本就患病的人呢？他们的关键也在于过程中如何克服相应的问题。有些人会把自己是病人这件事情本身当作"召唤"，这种想法必须克服。人不可能凭借患病就足以成为心理治疗师。反之，有些人觉得自己特别健康，很想救助患病的人，这样也未必适合做心理治疗师。坦率地说，这样的人不具备患病的能力。

可以说，大学是研究各种学术的地方，不适合开展前述心理治疗师的过渡礼仪。而且，近代以后"学问"色彩较浓厚的地方，往往认为掌握类似自然科学的知识体系就可以了。其实，这样的话，虽然可能知识渊博、思考能力强，但是对成为心理治疗师而言总归还是缺点什么。大学不可能形成开展过渡礼仪的规章制度[10]，值得庆幸的是，心理治疗师虽然不能在大学接受自我体验训练，但可以通过与来访者面谈等其他场合完成必要的过渡礼仪。

治疗师与来访者相互作用，有时可能出现来访者处于"长老"的立场，而治疗师处于"新人"的立场的情况。当然,这并非来访者有意而为,而是两者无意中的相互作用导致的。这样的治疗过程中,治疗师可能会感到异常痛苦,或想喊停,或疲惫不堪。不过,通过战胜这些,他可以完成身为心理治疗师的过渡礼仪。

笔者在别处也已经引用过,文化人类学家维特·特纳(Victor Witter Turner,1920—1983)在《仪式的过程》[11]中介绍了在赞比亚的恩丹布族的酋长就职仪式上,当选酋长的人要面对劈头盖脸的谩骂。他们被粗暴地要求在仪式上一直坐着面对没完没了的谩骂:"给我闭嘴!你是个卑鄙无耻自私自利的家伙!你是个不识好歹的笨蛋。你不爱自己的同伴,只懂得发怒!"这期间,当选的酋长必须低头静坐,默不作声。这样的姿态象征着恭敬谦卑地"忍受一切"。

被来访者当面骂"你算什么治疗师""你根本不懂别人的心情"时,心理治疗师把"低头静坐"当作心理治疗师的过渡礼仪,也是有意义的。当然,情况也并非总是如此,这也是心理治疗师的不易之处。

下一节将会讲到过渡礼仪并不是一步到位的,它需要反复多次。心理治疗师的过渡礼仪也不例外。取得临床心理治疗师的资格后便自满而不思进取是不行的。只要从事心理治疗,过渡礼仪就会不断发生。我们无法预计会在什么时候以怎样的形式体验过渡礼仪。

# 五、现代的过渡礼仪

前文已经提到心理治疗过程中出现的情况,与过渡礼仪类似,但并不相同。现代人生活在一切都非圣化的世界中,没有神圣的共同幻想,不可能仅仅通过一次过渡礼仪便"彻底由孩子长大成人"或"立马成为心理治疗师"。诚然,在世俗的意义上,满 20 岁[1]便成年了,取得临床心理治疗师"证书"便迈进门槛了。但这里说的是内在意义上的,而且它在一种程度上与外部事物有关。

既然社会是不断变化、不断进步的,就不可能有一步到位的过渡礼仪。因此,现代人不得不经历多次过渡礼仪(或类似过渡礼仪的环节)。如果抱着"我已经通过了过渡礼仪"的心态止步不前,就会退回到尚未过渡的状态。这就是现代社会。想要明确区分过渡礼仪所包含的分隔、边缘和聚合三个阶段,并由此判断过渡礼仪业已完成,就需要此世与彼世、圣与俗之间存在清晰的边界。但现代社会中所有的边界都模糊了,那种从此处到彼处再返回此处的明确意象基本上不再适用。

说到社会变化,有这样一个例子。某男性刚成为一名小学教师时,因不懂如何与小孩相处而吃了很多苦头,甚至

---

1　日本原《民法》规定,满 20 岁成年。2018 年通过的《民法修正案》将成年年龄从 20 岁调整为 18 岁。

想要辞职。后来,他逐渐懂孩子们了,就连令人棘手的孩子也跟他亲近起来。他开始在教师的工作中体会到人生的意义,真正通过了由学生带来的过渡礼仪。此后过了多年,他成了一名老教师。正当他快升任管理职务时,他的班级出现了严重的混乱。他努力用此前的经验应对,学生却依然骚乱不止。他开始觉得同事看不起自己,不想去学校,甚至想辞职了。

现代社会中,由于社会环境急剧变化,学生也迥异于从前,教师仅凭一次过渡礼仪是不够的。可以说,案例中的这名教师正迎来新的过渡礼仪。也许再过十年,他将作为一名老教师深受大家敬重,管理之职也得心应手,但眼下的处境却是相当困难的。这让笔者想起了现代社会中出现的中年男性自杀事件大幅度增加的现象。

这样看来,过渡礼仪给心理治疗提供了重要的视角,但如果只是简单地生搬硬套,很可能会出问题。因此,我们需要从各个角度对过渡礼仪加以探讨。河合俊雄的论文《过渡礼仪的否定》[12]中的观点,也可以从这样的角度来解读。

前文也已经提及,现代社会中所有的边界都模糊不清。如果梦想去另一个空间获取宝物并带回这个空间,很可能会希望落空。这个空间与那个空间已然交织在一起,当作宝物带回来的东西可能已经变成了寻常的物品。笔者想,正是现代社会的这种特征,导致"边缘性人格障碍"频频发生,困扰心理治疗师。

　　对于边缘性人格障碍,如果生搬硬套地按固定形式开展治疗,必定不成功。说得极端些,必须要有始于过渡终于过渡的心理准备。关于边缘性人格障碍与过渡礼仪的问题,笔者已经在别处讨论过<sup>(13)</sup>,此处就不再重复,本章就写到这里。

## 注

(1) 河合隼雄「心理療法におけるイニシエーションの意義」
　　『臨床心理事例研究　京都大学教育学部心理教育相談室紀
　　要』2、一九七五年。

(2) 山中康裕「〈内閉論〉からみた〈イニシエーション〉」河
　　合隼雄総編集『講座　心理療法　第一巻　心理療法とイニ
　　シエーション』岩波書店、二〇〇〇年。

(3) 村上陽一郎『近代科学と聖俗革命』新曜社、一九七六年。

(4) 河合隼雄『大人になることのむずかしさ』［新装版］岩波
　　書店、一九九六年。

(5) M・エリアーデ『生と再生』堀一郎訳、東京大学出版会、
　　一九七一年。

(6) H・エレンベルガー『無意識の発見──力動精神医学発達
　　史』上・下、木村敏・中井久夫監訳、弘文堂、一九八
　　〇年。

(7) 河合俊雄『心理臨床の理論』岩波書店、二〇〇〇年。

(8) 山中康裕、注2前掲書。　岩宮恵子「思春期のイニシエーシ
　　ョン」、注2前掲書。

(9) H・エレンベルガー、注6前掲書。

(10) 最近美国的临床心理学的研究生院也开始考虑这些了。

(11) V・ターナー『儀礼の過程』富倉光雄訳、思索社、一九七
　　六年。

（12）河合俊雄「イニシエーションにおける没入と否定」、注 2
　　　前掲書。
（13）河合隼雄「境界例とリミナリティ」『生と死の接点』岩波
　　　書店、一九八九年。

# 第四章

"故事"的意义

# 一、无意识生成神话的机能

亨利·艾伦伯格的《无意识的发现》是一部讲述精神动力学发展史的名著[1]，其最后一章"结语"提出了几个重要的问题：精神动力学为什么分为几个不同的学派？它与实验心理学有什么关系？这些最后可以统合为"一元科学"吗？如果"真理是唯一的"，像这样划分学派岂不奇怪？又或者，它本来就不是科学？

作为解决这些难题的途径，艾伦伯格想出一个提案。引用如下：

> 回顾过去对无意识所作的探究，我们发现，心理学家比较注重无意识的记录、消解及创造等层面，而无意识生成神话的机能则自弗罗诺伊之后几乎无人关注。探究这个基本尚未开垦的领域，将让我们对目前仍然隐晦不明的问题有所新解。……（如此一来）就有望设计出某种理论架构的蓝图，以兼顾实验心理学对严谨性的要求和无意识探究者所真实体验到的精神实体。

这真是值得瞩目的主张，作为这部大著的煞尾，非常合适。在笔者看来，甚至可以将之视作关于科学与宗教协同合作的提案。艾伦伯格在这里提到的"生成神话的机能"（mythopoetic function）被认为是弗雷德里克·迈尔斯

（Frederick William Henry Myers，1843—1901）创造的新词，他于1882年在英国创立"心灵研究协会"。艾伦伯格认为"这是处于意识之阈下的自己的'中心领域'，这里不断织造由内在罗曼史构成的奇异思想产品"，或者是"无意识制造玄想的倾向"。只是"可惜的是迈尔斯并未对这个颇具理论潜力的概念所包含的意义作全面的展开"。

艾伦伯格关注无意识生成神话的机能，指出它在今后研究中的重要性。日本哲学家、宗教学家井筒俊彦也做了类似的事情[2]。

艾伦伯格只是简单地说"无意识"，井筒则根据荣格的学说，认为无意识的深层遍布"原型"，原型本身不能意识化，但随着它不断接近意识，作为"原型"的意象，"呈现出一种独特的深层意识的意象空间"。而且，井筒认为这种"原型"意象具有"发展成故事或'生成神话（mythopoetic）的可能性'"。

而且，这种发展成故事的可能性"并不限于'原型'，而是所有'想象性'意象的本性。与本性安定、容易凝固的普通的表层意识的意象相反，'想象性'意象一有机会便想要展开，发展成传说、故事或神话。以'原型'意象为中心，其周围结集了其他的'想象性'意象，自然便形成了故事"。

被井筒翻译成日语"神話形成的"（生成神话的）的英语单词，与前述《无意识的发现》日文版中的"神話産生的"的英语单词一样，都是mythopoetic。也就是说，两者都非常重视人的无意识具有生成神话的机能。

前往心理治疗师处接受心理治疗的人,在某种意义上可以说意识的主体性和统合性受到了威胁,意识的状况需要改变。因此,心理治疗师必须深入了解来访者的意识与无意识的关系,并加以调整。为此,心理治疗师需要倾听来访者的无意识的声音,而它越涉及深层,越容易采取"故事"的形式。关于这一点,正如后文将要谈到的,需要相当慎重地加以探讨。

我们需要详细考察那样的故事是如何产生的,实际的心理治疗中是如何对待的,具有怎样的意义,等等。

首先,关于这里所说的无意识生成神话的机能是怎么回事,它具有怎样的影响,我们可以参考武野俊弥报告的来访者的梦[3]。这是一个 35 岁上下男性的梦。梦的内容有点长,为了更好地反映具体情况,这里不加删节完整引用。

梦 1(某年 9 月)

潺潺的流水声中,苍老的少年"王"躺在清澈的小水潭里。从南面照射过来的亮光使"王"脸上的水滴染上了柔和的色泽,使他躯体上的死亡阴霾一扫而尽。

潭中的水顺着绿荫掩映的石壁而下,静静地流入大海。石壁上方隐约传来另一个瀑布的声音,它似乎也径直流入大海。这儿只有浸在水流中的"王"的躯体和"我"。这个"我"不同于此前的我。也许称之为

"他"更合适些。也许应该说这是一个只能叫作"我"的他。

"我"抱起"王",开始沿着小瀑布往下走。"我"想,把"王"放在这里的男女也许就在附近。至少可以确定的是,那个女人是温柔地把"王"放在这里的。

"我"打算埋葬"王"。"我"向下俯瞰,发现海边白色的沙滩一直延伸到远处的海角。轻柔的白色浪花点缀着沙滩。连绵的椰树林仿佛隔出了一个凉台。南国。岛。和煦的风吹过树林,树叶的摩挲声串成了特别的旋律。

"我"慢慢往下走,希望在树林尽头接近崖壁的地方能找到他们的家。

细沙很干爽,轻柔地粘在"我"的脚上。眼前出现了一只小船,"我"想就以它为灵柩吧。不远处的椰树林中,有一排架高了的、(看似)正方形的小屋。小屋四角有支柱,屋顶和墙壁覆盖着椰树叶编织的板块。

从"我"所站的位置看不到小屋入口,只能看到半开着的百叶窗。"我"打了招呼,却没有人回应。一个人也没有? 还是在睡觉?

"我"把小船拉到椰树林旁边,用三根圆木防止它侧翻,并在里面铺了三片椰树叶。然后把"王"横放在里面。他的表情非常平静,双手交叉于胸前,似乎只是睡着了。正午的艳阳高照,"我"坐在船边看海。眼前一片静好。任凭温柔的海风吹拂身体，"我"只管凝视这宁静的景象。

当"我"开始思考怎么办时，突然感觉到身后有人。

"我"扭头一看，发现那里坐着一个老妇人和一个男人。男人门牙掉了几颗，手脚都出奇地长。老妇人一头花白的头发及腰长，手里拿着蓝色珠子做成的数珠。

男的似乎在笑，表情很放松，将布（看上去像印度尼西亚传统扎染布）和枕头放进小船中。接着老婆婆将写着什么的小板片放到"王"的手中，并将珠子戴在他脖子上。"我"告诉他们我想举行葬礼，两人没有说话，只是点头回应。"这是你们的住处吗？""是的。""你们和把王送到这儿的男女是一起的吗？""不是。""难道是你们？"男的哈哈大笑。"里面睡着那个女人吗？""为什么？""'我'认识她。如果她睡着了的话，'我'也有责任。所以我想见见。"老婆婆回答说："不行。"

男人说："你必须负责办理'王'的丧事，这意味着继承'王'的责任。"

"我"说："我不要成为王，不要像他那样。但是我想办丧事。所以我借用了这艘船。"老婆婆说："明天傍晚这条入海的通道会被潮水打开。这样的情况一年只出现数回。船将顺着这条通道驶向尽头，成为这浩渺宇宙中的一个小点，在空中环游后再回到这里。"

　　这话到底是"我"说的，还是老婆婆说的，有点分不清了。可以肯定的是，"我"和"老婆婆"曾经见过面。

　　＊

　　以前"王"居住在球形的领地上。那里有宽广的湖泊、辽阔的森林和连绵的群山。王宫建造在山丘上挖的洞中。"王"在森林里迷了路，他在一间小屋中遇到了那个老婆婆，并在那里借宿了一晚。面对和家臣一起迷路而束手无策的王，老婆婆送上了一碗汤，请他不要放弃希望。第二天早晨，王与倔强的士兵道别："走吧。"士兵独自一人离去了。这个历经沙场的士兵是王的剑，是王的盾。

　　王决心脱下铠甲，他跨上马，离小屋而去。当时，那里出现了一个白衣少女，双手向上扬。一只鸟儿飞向天空。

　　王在曾经被绿色覆盖、如今树木比他个子还高的土地上坐下，道声"别了"，便脱下沉重的铠甲，躺了下来。铠甲马上变成"岩石"，王的身体变成了树根、树干和树枝，王开始沉睡。王梦见王宫里的大王、女王和王身边的人，还有女王那个褪色的玫瑰园。

　　"要死了。"因为相信玉一般的光泽（过去湖中放出的光泽）会在胸中燃起不可思议的力量，所以决心让一切归零。一切，归零。那儿即是这儿。

"王"去世了,但这与自己了结性命不同。"王"不再是王的时候,王的身体即领地丧失了,王的头脑即真理的象征与光明崩坏了。他在彻底终止作为"王"的一切。也许过往的种种将重新在这片土地上开始。

　　*

金色少年向老婆婆讲述了自己的亲眼所见。老婆婆这才露出微笑。

"你要为丧事奏'乐'。一种是与民众合奏,另一种是跟和你一起出发的勇士们合奏。"

"明天凌晨天亮之前与民众一起送王,明天傍晚与落日一起将王送回宇宙。"

老婆婆说完便离开了。

怎样才能完成这些呢?虽然"我"毫无头绪,却也只能硬着头皮上了。

"我"不经意地朝渐渐暗下来的大海望去,发现海浪中有很多独木舟向岸边驶来。只一会儿工夫,便看见一些年轻的男人从右手边上了岸,陆续向海滩上的猎物出手。

"我"这才注意到。椰树林中分布着几座小屋。村里的女人们似乎在准备晚饭。这应该是傍晚的寻常景象,充满了生活气息。"王"的去世所带来的沉重感也不可忽视,但人们又像是在庆祝此事。

不知何时,刚才那个男人已经在"王"的船棺旁边拉了一张吊床,他说:"今天你就待在这里吧。""我"试着爬了上去。椰树微微弯曲,两棵树上伸出的树叶形成了顶篷。该用什么作为音乐呢? 我望着傍晚的大海陷入了沉思。

太阳彻底落下去了,周围暗了下来。我忽然想起掉了牙的男人在那儿,于是拜托他帮忙准备大量蜡烛、便于支起蜡烛的台子(像树枝一样长,其上可以立蜡烛)以及容易点燃的线。还有切割成四边形的小白纸。那便是乐谱。

"我"在王的头部上方立起一支又粗又长的蜡烛。以此为中心,用纸和细绳向四周拉放射状的线,在线上随意摆上小蜡烛。线在小蜡烛处折返转而连向别的蜡烛。

向上的线和向下的线、螺旋状的线和环形的线。"我"将光之树分成了三个部分。"我"打算让男人们各自选定一支蜡烛,伴着向上窜的火焰表现节奏和呼吸。女人们则可以自由走动到任何火焰处,但要用声音表现火光的摇曳。追随新点燃的火焰之人、伴着将熄的闪动着的火苗歌唱的人……

天亮之前,歌唱开始了。各种各样的声音打破了沉寂。海浪声、嘈杂声、响声、沉默,到底哪个是哪个的声音,已经分不清了。

一两个小时后,"我"也发出了声音,并清楚地感觉到自己处在人心的漩涡之中。风声、海浪声、野兽声……

所有的小蜡烛都消失了,只有中央的大蜡烛还在燃烧。四周安静下来,只听到人们的呼吸声。太阳开始升起来了。

这是一个橙黄色的黎明。"我"和人们一起凝视色彩演绎的舞蹈。我似乎一不小心打了个盹……。太阳已经升得很高了。老婆婆笑着喊道:"准备送王归去。"她还对不确定做得好不好的"我"说:"很好。"她似乎看出了"我"担心傍晚的事情,对"我"说:"男人们在等待。将船划出去。将潮水送来的珍珠、猎物取回来。"

"我"曾听说山里的水潭中住着龙。"我"醒悟到今天是要去瀑布落下的地方,便和那些男人一起将船划向大海。

将独木舟划到大海上,我才发现,原来看似平静的水面,实则波涛翻滚。这船头刻着洋溢着南国风情的龙的浮雕,"我"站在船头往回看,只见三个顽强的勇士微露白牙,使劲地划着桨,溅起的水花打湿了他们的胸部。"我"高喊:"朝那个瀑布前进。"

在我们的前方,高耸的岩石中央裂开大口,一条瀑布径直落入海中。瀑布下方有礁岩围着,看样子是有意不让人靠近。

有个人说:"瀑布下面的水潭中有硕大的海草,把它……"

"我"手握小刀跳入水潭。它马上出现在我眼前。水很清澈,阳光直射海底。"我"用刀割下一棵海草,一手拖着沉重的海草,游向小船。小伙子们把海草绑在船上。

继续靠近瀑布。"我"手握带有螺旋纹案的矛,寻找猎物。"就是这里。"

"我"往前游去。穿过如冲绳西表的暗礁般的珊瑚礁和岩石丛后,眼前出现了巨大的岩石。它宛如巨塔,从海底耸向海面,大致有三部分。"我"很确定猎物就在这长着珊瑚的岩石后面。

正在这时,一条足有一搂粗的红色三角形的鱼转了一个身。"我"看准了它的行动,把矛掷了出去。猎物被矛刺中。"我"还没来得及高兴,海底浮现出巨大的影子,一只巨大的怪兽吞下了那条鱼,"我"的身体被牵扯着,仿佛被撕裂。是龙出现了!这可真是大喜事。龙不顾矛还在我手中,便连同猎物一起往下吞。"我"伸手抓住龙背上的鬃毛。龙在海上翻腾。"我"拼命爬上龙背,矛不知何时从手中脱落。"我"俯瞰海面,发现独木舟已经被浪打翻,三个勇士抓着独木舟,仰望着,看不清是在对"我"欢呼,还是惊呆了……

龙多次俯冲入海。

只听龙说"把脸埋进鬃毛中便可以呼吸",又数次冲向高空……

　　遥远的下方,有一个金色的少年静静地注视着城中情况。城的样子。那儿可以看清空中看不清的动向。"我"和龙的后方洒下了大雨。雨水流向大地。金色的少年抬头望向这边,似乎略带微笑。

　　此时"我"正在为和龙在一起而热血沸腾。简直就像老朋友重聚。"我"传达想法,龙便将之实现在我眼前。"我"被这种自在感包围着。

　　"我"并没有忘记葬礼,但不知道该做什么、该怎么做,一心想着如果那个"女人"出现在眼前的话,很想见一面,回到了地面上。

　　瀑布由远及近。看到瀑布后面有个巨大的空洞,"我"忽然想到那个女人一定睡在里面。龙察觉到我的想法,像把我送到瀑布中央一样,慢慢地从瀑布穿过。里面像一个教堂的宽阔大厅。

　　"我"爬下龙身,走进洞中。登上台阶状的岩石,继续往里走,便来到一个带着球形天井的房间。那里很明亮。瀑布的声音也小了,凉爽的风吹进来。

　　光线从两个窗户照进来。

　　另一边是穿过天井的圆形窗户。其上是草原。"我"竟担心下雨会怎样。不过,没必要担心。

　　房间的中央有一张床。其上躺着一个白布包裹着的女人(应该是女人)。

看不见脸。真的是她吗？葬礼在即，"我"究竟在这里做什么呢？不知为何，"我"总觉得让这个女人从沉睡中醒来很重要，虽然"我"不知道该怎么做。

覆在脸上的布很薄，也许只要解开几层，就可以看清她的表情……

至此，"我"坐了下来。在床的右边。稻草的垫子像干爽的布一样铺展着。"我"在"女人"的下方睡着了。

读到这里，你是否被这个梦的故事性所震惊？当然，这样的梦的报告很罕见。但这的确是真实发生的。事实上，笔者本人也遇到过在听来访者讲述梦的过程中，手心冒汗，忐忑不安的时候。

那么，极其简单的梦呢？有时候简单的梦也具有相当深刻的含义。关于这一点，后文也将讲到。总之，"梦"作为从来访者的无意识中产生的故事，是非常重要的东西。

当然，除了梦以外，荣格提出的"积极想象法"（active imagination）、制作箱庭法等也可以形成"故事"。此外，有时候也可以把来访者讲述的"妄想"当作这类故事。

## 二、"讲述"与"告诉"

讲述故事,日语一般用动词"語る"。日语中"語る"的近义词有"言う""話す""告げる"等。坂部惠的《かたり》一书通过比较这些词语,论述了"語る"的特性[4]。本节将在参考该文的基础上,讨论心理治疗的实际情况。

"言う"作为泛指"说"的动词被广泛使用,而"話す""語る""告げる"则用于不同场合。讲述从前的事,日语会用"語る",而不用"話す"。但讲述小时候的回忆,可以用"語る",也可以用"話す"。不过,两者传递出的感觉是不一样的,"語る"更能传达出讲述者的思考。

坂部首先对"話す"和"告げる"作了对比。他指出"話す"的说者和听者处于平等关系,"告げる"的说者和听者则处于上下关系。最近常听说的"告知癌症",这种情况下,告知病情的医生与被告知的患者之间存在明显的差别。前者拥有专业的癌症知识,也非常了解患者的身体状况;患者则作为一无所知的一方,接受告知。

更清晰地呈现出这种上下关系的是"宣る"(宣告)一词。"宣る"在日常口语中用得很少,有时会用"被宣告……"。比起"告知"癌症,"宣告"更给人以来自上面的压力,让人感到难以抗拒。与此相对,"話す"的说者和听者是对等关系,处于同一水平上。

"語る"则让人感到说者的某种主体性。山口素子通过将句子中的"語る"换成"象る""騙る",进行比较分析[5]。确实,有时候说者会从自己的想法出发"加工"内容,"加工"过度了,就变成了"欺骗"。

心理治疗需要来访者把自己经历的事情作为自己的事情接受,所以无论如何都会有"加工"的成分存在。也就是说,"語る"(讲述)是必要的。而且,为了让来访者的"讲述"成为可能,治疗者必须与来访者处于同一水平上。

川户圆的论文记录了自己与被某精神科医生诊断为"精神分裂症(日本也称统合失调症——编者注)"的 18 岁女子专科生小 K 的面谈过程[6]。其中,小 K 的主治医师对她母亲说:"您女儿是精神分裂症,今后可能会逐渐恶化,没有好转的可能性,希望你们做好心理准备。"这就是"告知"的典型。这里的上下关系非常明确,这种情况下,来访者根本不可能"讲述"。

治疗师绝不能忘了若要倾听来访者的"讲述",自己的态度非常重要。具体请参考川户的论文[7]。读了该文,就会明白在那样严重的病例中,如果治疗师不特别用心,就不可能生成"故事"。要不要让来访者的母亲参与面谈?届时如何应对?……这些问题,治疗师稍不注意就可能导致治疗中断。缺少这样的用心以及实际的智慧,只是生硬地对来访者说"请讲讲你的过去",将毫无效果。先建立来访者可以"讲述"的咨访关系,是非常重要的。

心理治疗中,有不少来访者希望心理治疗师"告诉"自己点儿什么。通过遵守上面的人告诉自己的事情而得到治疗,这在某种意义上免去了主体责任,令人感到轻松。实际上,一般的医疗中医生"告知"诊断结果,"告知"治疗的处方,患者遵从医嘱,便可以治愈。

头脑中有了这种观念后,治疗师就可能给来访者"忠告"或"建议"。这叫"告知"或"给予"。如果来访者能——落实,自然是好的,但大多数情况下,来访者是难以做到的,这就不能取得实际效果。因此,还是需要"讲述"。

心理治疗中,有时治疗师需要向来访者"告知解释",例如告知自由联想、梦、箱庭和绘画等的解释。这种情况下,知道解释的人与不知道解释的人之间形成上下关系。来访者能接受这种关系的时候,治疗大概就能顺利开展。但是,如果治疗师总是以这样的上下关系来面对来访者,治疗恐怕就无法顺利开展了。如前所述,在这样的关系下,本该成为解释的对象的"讲述"形成不了。

关于前述对等关系,希望大家不要误以为治疗师与来访者是完全对等的关系。讲故事的基础是平等关系,但这种平等关系的维持离不开治疗师的专业知识和技术,而且,考虑到下文将谈到的故事的危险性,治疗师必须拥有相当丰富的知识。这种专业性,比起"告知",更多体现在"讲述"上。这是心理治疗的特别之处。

关于梦的"解析",举个有趣的例子。荣格派分析师冯·弗朗茨(Marie-Louise von Franz,1915—1998)介绍了她与一个边缘型人格障碍来访者的第一次面谈[8]。这名女性缺乏共情能力，不愿听别人说话。冯·弗朗茨原以为无法对话，谁知问了一句"如此严重的状态下，大概连梦也不做吧"后，对方回答说："梦见了一个小片段，梦见了一个蛋。接着听到了'母亲和女儿'。"这是一个典型的简短的梦也包含了相应意义的例子，冯·弗朗茨非常激动，并讲述了创世神话中世界蛋的故事。冯·弗朗茨本人是非常激动地讲的，但据说她后来得知来访者当时几乎没听，也根本不理解。不过，来访者逐渐安静了下来，可以交流了。

笔者认为，这就是一个典型的治疗师没有"告知"自己的解释，而是"讲述"的例子。虽然解析的内容并没有传达给对方，却带来了好的结果。这个例子如实地反映了"讲述"的重要性。笔者最近也常常在倾听了梦境、旁观了箱庭之后思考能"讲述"些什么。笔者很多时候因不知"讲述"什么为好而沉默，却很少"告知"笔者的解析。

# 三、"联结"

就像使根本无法交流的来访者与冯·弗朗茨之间建立了联结所反映出来的那样,故事具有"联结"许多事物的功能。这是故事的一个重要特性。

故事由句子与句子连结而成。关于这一点很多人都提到过。在"父亲去世了"与"儿子出门旅行"两个句子中间,加上"过度悲伤",便构成了一个故事。乍看之下毫无关系的事物,通过"联结",便成了故事。通过这种"联结"行为,讲述故事的人的主体性便产生了。

"讲述"与自然科学的"记述"可谓分处两极。对自然科学而言,"切割"比"联结"更重要。研究者与研究现象之间的关联必须切断,由此自然科学家可以主张其研究结果具有超越个人的"普遍性"。这是自然科学的绝对优势。

神话在某种程度上也可以说具有"普遍性"。但是,世界上存在"具有普遍性"的故事吗?过去有很多的国家和民族认为自己所相信的"故事"具有普遍性,并以此名义,发起"圣战"。但实际上那些"故事"并不是全世界共通的。

于是,"自然科学"的力量一下子突显出来。人们转而认为只有"科学"可信,连人生观和世界观也依据科学形成。驱使自然科学与技术,确实可以随心所欲地支配和操纵很多事物。甚至有很多人在不知不觉间想要把这种逻辑套用到人身上。

　　巧妙地操控他人，让事情如自己的意，在一定程度上是可能的。但是在人际"关系"很重要的场合，那样是行不通的。只要想想自然科学的方法论就知道了。它只对切断关系的对象有效。

　　不清楚这些的人往往陷入"关系缺失"的疾病中。如果父母竭力想要让孩子成为自己希望的"好孩子"，孩子自然会生病。夫妻关系也如此。只要一方试图把自己的意志强加在对方身上，两者的关系就会断裂，不是相斗便是分离。

　　因"关系缺失"的问题而苦恼的来访者实在太多了，具有"联结"作用的"故事"，在现今的心理治疗中越来越重要。收到自己所讨厌的人的礼物，是梦中经常出现的情节之一。如果认定自己不可能接受那种人的礼物，无视梦，就不会生成新的关系。而如果认真对待梦中的故事，试着想想自己是否从那个人那儿"得到了什么"，就有可能意外地注意到一些事情，从而建立新的关系。

　　就关系的恢复而言，故事中个人的意识与无意识之间关系的恢复最为重要。或者可以说，为了联结两者，而产生了故事。关于恢复关系和联结，此外我们还可以想到很多。例如，男与女，老与少，过去、现在与将来，东与西，南与北，亲与子……不胜枚举。"联结"它们的故事非常多。而且，无所谓哪些是"正确的"，我们只能在某个人的某个状况下找出适合的。

　　各种"关系"中特别值得一提的是"生与死"。如今，两者的关系被过度切割,而且,只有"生"得到认可。笔者感到,由于这个缘故,来访者的各种各样的烦恼的底层往往包含着如何接受死亡的问题。关于生与死的故事,自古以来数不胜数。但现代人几乎都不相信。

所谓的个人主义,活着的时候好用,却无法应对死亡。人们只能靠自己寻找联结生与死的故事。而且,光用头脑想是想不出答案的,只能依靠自己的无意识的生成神话的机能。帮助人们做到这一点正是心理治疗师的工作内容。

刚才提到"生与死",其实"男与女"对现代人而言也是一大难题。联结男女的故事数不胜数,现代人却无所适从。男与女,特别是女性的生活方式发生了急剧的变化,古老的故事起不到作用了。女性想要"个体的确立"的故事,男性则想要"一体同心"的故事。如此一来,两者的关系不可能和谐。

关于如何探索新的故事,高石恭子的论文颇具启发性[9]。以前的很多联结男女的故事,父权色彩过于强烈。如果心理治疗师对这一点没有很好的认识,便不可能遇到新的男女。

日本的王朝物语并没有站在父权的立场写。诚然,可以说很多物语都从父权的立场得到"研究"。笔者写过一本书,从"女性视角"看《源氏物语》[10]。那本书是从生活在现代的心理治疗师的视角论述的,不是文学研究的角度。笔者认为,对于心理治疗师而言,这样的研究是很有必要的。

## 四、故事的危险性

前文已经论述了故事在心理治疗的许多场合都非常重要,接下来讲讲它的危险性。

首先,每个时代每种文化背景都有相应的流行故事。而且,很多人因视它们为标准或理想而痛苦。例如现在的日本也流行一种幸福故事:无论怎样的孩子,只要努力,都可以进入一流大学,毕业后都可以进入一流企业……甚至设定了进入"好的幼儿园"这样的故事细节。父母们期待所有的孩子都可以演绎那样的幸福故事。只是期待倒也还好,如果变成了强制性的,孩子身上的负担就重了。

当然,任何时代都有本身的性格就很适合流行故事的人。他们像流行故事那样活着就可以了,并没有什么不妥或奇怪。问题是有些人拘泥于流行故事,乃至扭曲自己的故事,无法活下去,或因为自己无法活成流行故事的样子而对自己评价过低,为自卑感所困。于是,这些人便来到心理治疗师处。

心理治疗师既不能拘泥于流行故事,也不能一味地反驳。更重要的是,心理治疗师必须好好反思有没有被自己"喜欢的故事"左右。上文介绍的坂部的著作中,坂部论述了"讲述"走向极端,就可能成为"歌颂"。不言而喻,当心理治疗师开始"歌颂"自己的成功事例,就非常危险了。

置身于现在这样急剧变化的社会中,心理治疗师如果不够注意,就有可能因拘泥于过时的故事而出错。现代社会中特别需要注意女性眼中的故事。但实际上日本社会整体上还受父权故事束缚。

故事的危险性在于,急于解决问题的人们容易被刻意编撰的故事影响。故事的本质在于它是通过无意识与意识的协调而创造出来的。不过,人也可以刻意地编故事。但那只是意识的愿望的表达,不能真正驱动那个人,终归会失败。梦不至于出现这种情况,而箱庭疗法和积极想象法中,意识有可能强势地参与,这需要注意。关于积极想象法,老松克博已论述过[11],读者可以参考。

是否为"假故事",可以通过编故事时感觉到的意象的自律性、感动的深浅得知。这对"编故事"的人和听故事的人都一样。心理治疗师必须具备这样的判断力。当来访者快被"假故事"影响时,治疗师不能被带着走。

虽说故事是"联结"的东西,但即使是一般认为没有关系的事物,也可以通过认为有关系而形成故事。不过,这也是有危险的。举个极端的例子,有个来访者说,面谈后在回家的车上听到广播中播放了自己跟治疗师所说的事情。据此,来访者开始编关于自己或治疗师的故事。对此,说一声"那是妄想"是很简单的事情。但是,有时候这样的事情也自有其意义。

妄想与故事,有时候仅一线之隔。妄想姑且可以说是未能区分内心现实与外在现实,但其程度很难判断。如果心理治疗师热心于区别两者,治疗便难以取得进展。总体来说,还是要将倾听的重点放在"意义"上,但必须清楚这是危险的事情。因此,作为实际问题,来访者说自己所说的事情被广播出来的时候,心理治疗师非常难应对。可以肯定的是,不能简单地选择"肯定或否定"。

即使故事有"意义",也并不总是正确的。这一点非常难。有时候对故事的接受方式会成为决定性因素。妄想的情况下,这尤其难。与妄想的人面谈相当耗费精力,简直就像走在悬崖边上。

武野举的"非洲的高萨族"的例子是非常可怕的[12]。19 世纪中叶,非洲的高萨族人听取了某个少女见到"祖先们的幻象"的启示,杀死家畜,抛弃谷物,结果大部分的族人都被饿死了。由于听信一个"故事"而种族灭绝。正如武野所指出的那样,个人也有类似的危险。不过,如果因此就否定所有的妄想,心理治疗也将难以进行。

为了避免这种危险,治疗师必须了解世界上的许多故事,理解它们的意思。这样有助于与来访者一起走过危险的道路。

一件事物与另一事物发生关联时,其中的关联也可能是非因果关系的共时性关联。像心理治疗这样涉及内心深层的场合,这种情况经常发生。不过,一件事物与另一事物的关联达到什么程度,却是难以判断的。来访者正在哭泣时,下起了大雨,这算是共时性现象吗?心理治疗师正想着某个来访者可能会自杀时,发现坐上的电车的座位号是42[1]。这算共时性现象吗?

可能有人会觉得这太可笑了。不过,对普通人绝对注意不到的或一笑了之的现象也加以注意的态度,是开展心理治疗必不可少的。有时,极细微的一点儿头绪,就能让看似无法解决的问题迅速得到解决。

我们向他人"讲述"非因果关系的现象时,往往会不知不觉地讲成因果关系,不是吗?"她开始哭时,突然下起了雨……""因为坐在了42号座位上,所以我忽然想到来访者会不会自杀……"等等。当这种"讲述"发展成"歌颂"时,治疗师便会失去自身在日常世界的立脚点,陷入困境。

如上所述,故事伴随着各种各样的危险。不过,有价值的东西没有不伴随危险的吧。我们只能在重视故事的同时,警惕危险。

---

1 日语中,42的发音与"死"相同。

## 五、活出自己的故事

笔者最近越来越强烈地觉得每个人都在活出自己的故事。每个人都是独一无二的,没有两个相同的人。就这个意义而言,每个人都在富有创造性地活着。

"活出自己的故事"的说法容易引起误会,有可能被误会为每个人都被赋予了不同的"故事",要将它演绎出来。如果换个不那么容易误会的说法,就是每个人的人生轨迹本身就是故事,我们用生活的形式创作故事。每个人都是故事的作者,生活本身就是在创作故事。

正如世界上没有相同的两个人,"故事"也一样,都是"独一无二"的,本该值得骄傲的,但是,正如上文所述,有些人不顾实际地拘泥于标准故事和理想故事,哀叹身世不幸,或者彻底丧失自信,为自卑感所苦恼。对此,心理治疗师指明来访者能创作自己独特的故事,并帮助来访者前进。

个人的故事不到死亡不结束,至于如何结束,也是不到最后不得而知。心理治疗有"开始"和"结束",不过,这个结束并非故事的结束。但是,"讲述"心理治疗时,人们往往容易把它当作"故事"说得有头有尾,也容易被诱惑着那么讲。这就使它变得与实际情况有异了。关于这一点,山口素子总结说:"千万别忘了心理治疗的故事结束之时,被发现的故事便开始解体,新的故事已然开始。"[13]这是非常重要的警告,千万不能忘记。

荣格强调个性化(individuation)不是必须达成的目标,而是过程(process)。埃里克森(Erik Homburger Erikson,1902—1994)曾就自我认同说道:"同一性的形成既不始于青年期,也不终于青年期。也就是说,同一性的形成,大部分是持续一生的无意识的发展过程。"[14]这些都是同一个道理。

值得注意的是,最近医疗界也主张"以故事为基础的医疗"(Narrative Based Medicine),"故事"开始受到重视[15]。可以说,医疗界也认可了心理治疗的行为塑造法的价值。如前文所述,可以说以人为对象的学问都必须考虑故事。笔者认为,"故事"的重要性在其他以人为对象的领域也将得到认可。这个问题超出了主要论题,在此点到为止,不作深入讨论。

## 注

(1) H・エレンベルガー『無意識の発見——力動精神医学発達史』上・下、木村敏・中井久夫監訳、弘文堂、一九八〇年。

(2) 井筒俊彦『意識と本質』岩波書店、一九八三年、二五七—二五八頁。

(3) 武野俊弥「無意識の神話産生機能と夢分析」河合隼雄総編集『講座 心理療法 第二巻 心理療法と物語』岩波書店、二〇〇一年。

(4) 坂部恵『かたり』弘文堂、一九九〇年。

(5) 山口素子「心理療法における自分の物語の発見につい

て」、注3前掲書。

（6）川戸圓「〈モノ〉の語りとしての妄想と物語り」、注3前
　　掲書。

（7）同上。

（8）M・L・フォン・フランツ『世界創造の神話』富山太佳夫・
　　富山芳子訳、人文書院、一九九〇年。

（9）高石恭子「聖唱の物語と心の癒しについて」、注3前
　　掲書。

（10）河合隼雄『紫マンダラ——源氏物語の構図』小学館、二
　　〇〇〇年。

（11）老松克博「アクティヴ・イマジネーションと個性」河合隼
　　雄総編集『講座　心理療法　第五巻　心理療法と個性』岩
　　波書店、二〇〇一年。

（12）武野俊弥、注3前掲書。

（13）山口素子、注3前掲書。

（14）鑪幹八郎・山本力・宮下一博共編『自我同一性研究の展
　　望』ナカニシヤ出版、一九八四年。

（15）F. Greenhalsh and B. Hurwitz, ed., *Narrative Based Medicine*,
　　BMJ Books, 1998.トリシャ・グリーンハル/ブライアン・ハ
　　ーウィッツ『ナラティブ・ベイスト・メディスン——臨床
　　における物語と対話』斎藤清二・山本和利・岸本寛史監
　　訳、金剛出版、二〇〇一年。

# 第五章

心理现象与因果律

# 引　言

　　实际的心理治疗中常常会听到许多"为什么""怎么会"。这多是来访者的发问,他们在说明自己的处境(自己难以接受的处境)之后会问"怎么会变成这样"。有些发问者满怀期待,他们以为得到心理治疗师的解答就意味着问题得以解决。其实这些通常不是轻易能解答的。

　　另一方面,接受心理治疗的人常常要面对周围人问"为什么",诸如"为什么不上学""为什么那么宅"等等。对此,当事人恐怕简直想回一句"要是这么容易说得清楚,我就不会那么做了"吧。

　　为了解答这些"为什么",为了找出令人费解的心理现象背后的因果关系,临床心理学不断探索,提出了许多理论和方法,并凭借这些开展心理治疗。

　　首先登场的是弗洛伊德的精神分析学,而后是深层心理学诸学派。他们的共同特征便是借助"无意识"这个概念,回答那些"为什么"。他们认为人的心理活动中存在本人也意识不到的内容,并试图说明其中的因果关系。例如,一种观点认为歇斯底里的原因在于,当事人对创伤采取压抑的态度,将其积压在无意识中。这种观点颇具说服力,实际治疗中也确有疗效,所以在美国尤其受推崇。

　　从这个思路出发,人的各种行为和性格便都可以归因于幼年经历,许多事情也可以由此找到解释。幼年经历的关键又在于父母的养育方式,所以亲子关系逐渐受到重视。尤其是孩子出现问题时,往往其父亲或母亲,乃至父母双方被视为"因"。这种情况下,即使不借助"无意识"的概念,也很容易找出简单的因果关系,例如"因为父亲嗜酒,所以孩子胡作非为"这种大家都不会反驳的因果关系。

当然,如果要求父亲戒酒,就有可能遭到反驳:如果孩子品行不端的原因在于父亲嗜酒,那么凡是父亲嗜酒,孩子都应该会品行不端,但实际上却有不少孩子并非如此,有的孩子甚至可谓模范少年。事实表明,父亲的酒瘾再严重,孩子的情况也会因其对自身心理的管理不同而异。可见,"原因"在于孩子自身,而非他们的父亲。这种观点从理论上讲合乎逻辑。现象的原因与结果并非一对一的关系,只能说父亲嗜酒往往是孩子品行不端的原因之一。

那么,心理治疗师该怎么做呢?就这一点而言,罗杰斯(Carl Ransom Rogers,1902—1987)的观点真可以说是划时代的。他提出满足他所说的"充分必要条件"时,所有来访者都可以依靠自身力量找到治愈之道,所以,面对来访者的倾诉,心理治疗师无须考虑其原因。

非常有意思的一点是,罗杰斯说只要满足他所说的条件,来访者便可以治愈,他强调"如果……就……",主张自己的疗法是经得起检验的,是"科学的"。后来他不再坚持这种观点,而是重视"独一无二的相遇"。值得注意的是,他以不同于深层心理学的形式,主张"科学的"心理治疗,而且这里也是以因果律为支撑的。

　　心理治疗界最明确地主张根据因果律思考的是"行为疗法"。对此,笔者的看法简单地说就是,如果真的像行为疗法所主张的那样,其基于因果律的思考是"科学的",那么它就应该适用于任何人,百分之百有效,但实际上并非如此。可见,与深层心理学和罗杰斯一样,其基于因果律的思考存在尚待改进之处。关于这一点,后文将作进一步说明。

　　如上所述,对心理治疗而言,基于因果律的思考并没有那么容易发挥作用。这一点在大山泰宏的论文中被称为"因果性的虚构"[1]。尽管如此,心理治疗和临床心理学领域还是经常听到关于因果关系的说法。这究竟是为什么?我们应该放弃这种说法吗?本章将对这些内容展开讨论。

# 一、理解的体系

## 1. 宗教的作用

可以说接受心理咨询的人都是苦于某种不安的。与此相对，日语有一个词叫"安心立命"，指的是身心安定平和，不为无聊的事情所动。该词源于儒学，也为佛教所用。这在某种意义上可以说是心理治疗的目标。

下面是笔者经常举的一个例子。有个商人因两个儿子相继去世而悲痛不已，乃至无心做事情。机缘巧合下他认识了一个僧侣。僧侣讲述了商人的前世因缘，指出两个儿子的死去是在为他前世所作的恶赎罪。商人听后完全信服，并开始发奋图强，后来又生了孩子，过上了幸福的生活。这个例子中非常重要的一点是，当事人完全相信僧侣的说法。

这里也包含了基于因果律的认知：商人在前世作恶，两个儿子由于赎罪的缘故而早逝。不过，这里要让因果关系成立，就必须承认超自然的存在。这就属于"宗教"领域了。

实际上，现在的心理治疗师所做的事情类似于过去的宗教家所做的，当然，在某种程度上也可以说类似于现在的宗教家所做的。不过，现代社会中没什么人相信那种带有迷信色彩的因果观，于是心理治疗师等职业便不可或缺。

这里值得注意的是，宗教也作因果关系的说明。两个儿子相继去世使当事人产生了"为什么"的疑问。别人告诉他"这是因为……",他完全信服之时便感到心中伤痛开始治愈。这个"信服"包含着比理智上的理解更为深刻的内容,带有"深入肺腑"之感。"深入肺腑"这种说法涉及身体,传达出不仅是理智上,连情感上也接受了,完全信服之意。

如此看来,构筑人们对活着或死去所遇到的种种不可思议的事情或现象的"理解接纳体系",便形成了宗教。人无论遇到什么事情,如果不能理解并接纳,便会感到不安。因果关系作为这种认知体系的支柱,起着非常重要的作用。人只要完全相信宗教,便能"安心立命"。

借助宗教理解接纳事物的效果非常显著,它强大到几乎能解释世间所有事物。在宗教中,从作为"第一起源"的神到世间万事万物,一切都可以用因果关系解释。对此,西方自近代以来逐渐加大了批判力度,面对世间的许多现象,人们不再借助神加以解释,而是依靠人的理性展开逻辑思考,分析其中的因果关系,并展现出比宗教还强大的解释能力。例如,面对鼠疫之灾,宗教的"护身符"没有什么作用,近代医学研究却成功将其消灭。

科学对因果关系的把握确切可靠,没有虚假和忽悠,因此,启蒙运动以来,逻辑实证主义越来越有说服力,宗教对因果关系的解说则逐渐失去说服力,于是宗教的影响力逐渐衰弱,自然科学的影响力逐渐增强。

## 2. "科学的"心理疗法

启蒙运动之后,认为人的理性可以弄懂一切事物的观点成为主流。不过,现实中仍然存在令人的理性束手无策的事情,那便是"心理上的疾病"。弗洛伊德的精神分析学应运而生,主张不依靠宗教的力量,完全依靠人的理性"科学地"应对。正如前文提到的,后来人们发现其关于歇斯底里的因果解释不符合实际情况,对此,弗洛伊德也通过改变自身理论作了回应。

弗洛伊德之后,阿德勒和荣格等深层心理学各学派相继出现,争相证明自身理论的正确性。这些学派有一个共同点——都强调自身的"科学性"。这与当时的时代潮流有很大关系。他们强调自己的理论并非源自"教义",而是得到"经验"证实的。即便如此,他们的理论与自然科学还是存在本质的不同。

弗洛伊德和荣格的手法的基础都是自我分析,其根本在于个人探索自己的内心世界。虽然在建立保障它顺利开展的咨访关系,给予提示、预防危险方面,精神分析师的作用非常重要,但其中发挥作用的理论(以基于因果律的思考为轴)与自然科学有着本质的不同。不过,早期的分析师们并没有意识到这一点,他们忽视了深层心理学并不像自然科学法则那样总是"适用"于他者,他们生搬硬套精神分析的理论,对他人作判断,给他人指示或鼓励。

不过,正如曾经的美国,当多数人相信精神分析是科学时,这种生搬硬套也能取得一定效果。不过,笔者发现虽然这在美国适用了很长时间,但最近情况慢慢发生了变化。在美国,越来越多的人认为在精神分析上花费大量时间和金钱是无意义的。

前文已经说过罗杰斯批判精神分析,形成了自己的思考。他提出了"如果……那么……"的假说,主张只有通过这样的验证,才能确立"科学的"心理疗法,这具有划时代的意义。而且,他指出当时在美国非常有影响力的精神分析的主张是完全没必要的,这也具有划时代的意义。不过,严密地说,他提出的"共情式理解"(empathic understanding)、"自我一致"、"纯粹"(genuine),也并不算自然科学的概念。关于这一点,罗杰斯本人后来也意识到了。

批判上述所有学派、自诩"科学的心理疗法"的是行为治疗派。后来他们为了使表述更科学而改用"行为矫正"(behavior modification)的说法。这从学习理论的角度看似乎是"科学的",但只要稍加考虑,就会发现并非那么回事儿。暂不提学习理论,先看为开展行为矫正而建立的治疗师与来访者之间的关系——这是非常重要的因素。它看上去带有一定的操作性,但实际情况与人类操纵机械截然不同。更何况,即使依照流程分阶段开展行为矫正,过程中也会遇到来访者大量讲述自己的人际关系和过去的经历等情况,来访者所讲述的内容和倾听的治疗师的态度等都会对治疗产生很大的影响。这使行为治疗迥异于自然科学。

　　如果像上面这样严密地考察,可以说,不存在真正符合科学意义的因果律的心理治疗。不过,这并不意味着现有的各种心理治疗是无效的。事实上,从实际治疗的情况看,它们颇有效果。不过,这不同于修理收音机和电视机等,无法断言对某处采取某种对策便一定能实现相应的改善。

## 3. 两种基于因果律的思考

　　前文介绍的基于因果律的思考可分为两种。商人的例子中所用的因果关系的解释,说到底是用于帮助某个人理解并接纳自身经历的。不过,当事人确信这具有某种普遍性。与此相对,自然科学中的因果关系与人无关,是普遍存在的。这与具体的个人相信与否无关。

　　说到这里,笔者不禁再次感叹诞生于近代欧洲的自然科学的威力。自然科学确实攻占了颇多此前由宗教涵盖的领域,但这并不意味着自然科学能解释一切事物。

　　通常,人面对一个事物时,如果不能结合自身与该事物的关系来理解它,便会感到不安。前述商人的例子中,关于两个儿子相继死亡,无论如何科学地说明病情,也只是关于疾病和死亡的一般说法,当事人是难以接受的,他想把"自己的两个儿子相继死亡"作为"自己的事情"来理解和接受。对此,僧侣说明了相应的因果关系,使他想开了。要注意的是,这种解释不具有普遍性。即使同一个僧侣,换一个场合对其他人讲"前世因缘",也未必见效。

　　临床心理学各派都想以基于因果律的思考为支撑,构筑在保留普遍性的同时也能让具体的个人接受的理论。

　　深层心理学的各种理论,起初也是以找出"科学的"因果法则为目标的。结果,从方法论看却是缘木求鱼。归根结底它们追求的是便于个人"主观"接受的解释。它们与宗教的宗派的区别,并非重视个人体验与借助教义解释的区别,而是从个人体验出发得出不同于理论的结果时,它们可能会更改理论。

# 二、放弃基于因果律的思考

以上是笔者对心理治疗中基于因果律的思考的看法。既然心理治疗以人的心理为考察对象,便会遇到自然科学的方法行不通、找不出具有普遍性的因果法则的地方,倒不如主动停止基于因果律的思考,这反而是具有建设性的做法。

## 1. 自主与成长

自然科学的方法并不适合以人为对象的研究。主要原因在于后者无法避开研究者与研究对象的"关系",也因为作为对象的人拥有自由意志,会不断变化。严格说来,每个人都是独特的,不可能有适用于所有人的方法。

可以说最强烈主张放弃基于因果律的思考的是存在分析学派(Daseinsanalyse)。其创始人路德维希·宾斯万格(Ludwig Binswanger,1881—1966)的观点后来由梅达特·鲍斯(Medard Boss,1903—1990)加以发展。他们认为只要不是以"疾患"而是以"人"为对象,便不可能依靠自然科学的方法研究,而应该采用现象学的方法,因此,应该运用海德格尔(Martin Heidegger,1889—1976)的哲学。具体内容这里就省略不说了,在此笔者想起了促使宾斯万格开始探索存在分析学的契机。这个情况笔者是听尼金斯基夫人[1]说的[(2)]，想必对存在分析学派的人而言是众所皆知的。

据说宾斯万格跟弗洛伊德和荣格都有深交，并按弗洛伊德的理论开展分析。不料长子自杀，这使宾斯万格苦恼不堪，从而开创了存在分析学这一新学派。

以下是笔者个人的推测：起初宾斯万格试图用"精神分析"对儿子之死作各种分析。不难想象，从精神分析学的角度分析，可以找到许多因果关联，而且与身为父亲的宾斯万格有很大关系。在这样分析的过程中，他很可能会想到自己作为父亲，当初要是怎么怎么做就好了，或应该怎么怎么做。在诚恳地反省之后，宾斯万格意识到这种对因果关系的分析于事无补，除了接受儿子已经自杀这一确凿的事实，接受此在[2]，别无他途。

存在分析学的观点对美国也产生了很大的影响，包括前文介绍的罗杰斯在内，许多人提倡"人本主义心理学"，主张心理治疗是"独一无二的相遇"。他们认为如果重视人的存在所包含的自然生成（becoming）的性质，就应该为它助力，而放弃基于因果律的操作。

有些偏激的观点认为，心理治疗应该注重提供环境促进来访者自主生成，应该为此建立相应的咨访关系，而关于

---

1　尼金斯基夫人，波兰血统的俄国芭蕾演员和编导尼金斯基（Vaslav Nijinsky，1890—1950）的夫人。河合隼雄曾担任她的日语教师。

2　此在，海德格尔在他的巨著《存在与时间》中提出的哲学概念。

人的心理的知识,特别是基于因果律的理论反倒会起妨碍作用。事实上,"人本主义心理学"流派中确实有些心理治疗师持有这样的观点。

## 2. 共时性

存在分析学认为放弃基于因果律的思考很重要,荣格则没有否定或放弃,他认为单靠基于因果律的思考不能很好地把握与人相关的事物,主张不仅要尊重因果法则,也必须考虑共时性(synchronicity)法则[3]。

心理治疗中会出现一些预想不到的偶然事件,有些可能对心理治疗的开展具有深刻意义。例如,心理治疗师看到原本冷淡的母子关系逐渐好转,正考虑进一步推进之际,孩子遇到交通事故,担忧的母亲急匆匆地赶来,一把抱住了孩子,自然而然促进了亲密关系的形成。这样的发展实在太巧了,简直令人怀疑是不是有人在安排。

解析梦境等的时候,常常会遇到这种"偶合"的现象。例如一个人刚梦见某个熟人去世,醒来后便收到他去世的消息。对于这类情况,古人试图通过"虫子报信"[1]"第六感"等想法来理清其中的因果关系。荣格不认同这样的因果解释。他认为这些现象是无法用因果关系解释的,但也

---

1  日本的江户时代,民间流传着人体内有 9 只虫子的说法,它认为这些虫子能控制人的感情和意识。有不好的事情发生时,会给人提醒。

不能因此便把它们当作偶然现象而忽视。荣格认为不同于因果律的共时性原理在其中发挥作用。

关于共时性,大山泰宏也曾提及,读者可以参考他的说明[4]。笔者在实际心理治疗中遇到共时性现象,有时觉得真的明白了,有时则越细思越弄不清楚。因此,对于下列观点,笔者思考了很长时间:大山认为试图利用"共时性"作"因果"解析是愚蠢的,安东尼·斯托尔批判道"基本上没有实际意义","如同说神是一切的源头一样,实际上就是放弃了说明"。

首先来看看认为即使承认共时性理论,也"并没有实际意义"的观点。

这种观点指出,假设我们经历了梦境与外在现实一致的情况,并为"共时性"深感惊喜,那又有什么意义呢?下次再梦见谁去世,他也未必真的去世。共时性的理论,只是赞叹或惊叹那个时候发生了那样的事情,但这不能为下次所利用。而因果律却是"有用"的。

这个质疑难以回答。笔者的看法如下。

人们对共时性理论的承认本身,具有"实际的价值"。它为想要从因果关系的角度来理解来访者所有言行的治疗师提供了一种全新的可能性。"喜欢心理学"的治疗师往往从自己喜欢的心理学的角度来分析来访者的一切。这是非常可怕的事情。这会导致治疗师接下来采取一定的"操作"。弄不好,会侵犯来访者的心灵。对共时性理论的承认,将使治疗师对来访者的"操作"和"介绍"多几分谨慎。有时,甚至可能会让治疗师放弃说明和操作,这也是心理治疗过程中必不可少的。就这点而言,笔者也认可对共时性理论的承认本身所具有的实际价值。

关于热心的治疗师的理解和操作,会如何扭曲来访者本来的生存姿态,我们可以举出很多的例子。

对于接下来要谈的问题,笔者也还没有得出结论。大山泰宏讲述了自己曾在某事例研讨会上,听到有人说"这种时候,一般会出现共时性",他觉得这种关于共时性的发生"规律"的说法不合适[5]。

关于这件事,笔者也结合共时性的"实际价值"思考了很长时间。如大山所说,这样的说法确实不合适。但事实上,笔者在实际开展心理治疗的过程中,有时也想说类似的话。笔者很少在公共场合公开自己的案例,如果说出来,一定会令很多人觉得在笔者的案例中"经常出现共时性现象"。治疗师 A 开展的心理治疗比治疗师 B 更容易出现共时性现象,于是就说治疗师 A 比治疗师 B 更优秀,这样的"法则"成立吗?

共时性现象是"发生"的,而不是"引发"的。治疗师并不能"引发"它,所以,依此来判断治疗师能力的高低是毫无意义的。

镰仓时代的著名僧人明惠经历了大量"共时性"现象[6],这被视作宗教"奇迹"。人们风传明惠是佛或菩萨现身。明惠得知后不禁感叹，并说对他这样"喜好禅定，遵从佛的教导立身处世"的人而言，这很"自然"，没什么特别的。从这个例子看，共时性现象虽然不是由某个人"引发"的，但有一个规律，那便是修行达到一定境界的人，认知的共时性现象比别人多。笔者认为，这里所说的因果法则，与共时性定义不矛盾。

进一步看，如果认同大山所论述的荣格关于"类心灵的领域"（psychoid）的说明，那么对于明惠这样修行的人而言，不仅能"认知"共时性，而且共时性现象是经常发生的。

至于认为这样"实际上就是放弃说明"的观点，笔者认为，就算是放弃说明，当治疗师进入"放弃操作""放弃说明"的状态时，与他人相比，更经常通过容易出现共时性现象的治疗取得成功，这样的"法则"也是成立的。或者应该说，"法则"什么的，无关紧要。

关于最后的部分，可能有很多人不认同。但笔者本人可以说一直把它视作自己身为心理治疗师的理想，并为之努力。接下来就讲讲这一点。

## 3. 非因果关系的方法

关于最后介绍的例子，荣格也提到过他从汉学家理查德·威廉[1]处听说的"祈雨师"的例子[(7)]。威廉在中国某地

---

1 理查德·威廉，即德国汉学家卫礼贤（Richard Wilhelm, 1873—1930）。

时,遇到了旱灾。当时被请来的"祈雨师"要求人们在某处给他建个小屋,而后便在其中闭关。后来下起了雨。对此,"祈雨师"声明:"这并不是我的责任","这里的人没依从上天给定的秩序生活。因此,整个地方都没有处在'道'的状态。我来到这儿,所以,我也变成了违反自然秩序的状态。因此,我在小屋里待了三天,等待自己回到'道'的状态"。

　　这正是非因果关系的方法。"祈雨师"说自己没有责任。也就是说,他并没有试图做什么。他只是努力进入"道"的状态。"于是自然而然"下雨了。这岂不与心理治疗的情况类似? 治疗师努力进入"道"的状态,"于是自然而然"来访者治愈了。虽说如此,自然模式却很难获得理解。有时甚至会被打上"反科学"的烙印。即使认可它,实际上也不知道如何是好。

　　的确如此。因此,可以说笔者一直努力使它易于理解,也可以说,笔者一直努力实现它。但是,老实说,这种"难以理解"正是它非常重要的地方。笔者觉得现代"浅显易懂"之害已经够多了。河合俊雄的论文[8]中论述的欧美存在的心理治疗的危机问题不正是那样吗? 保险公司也想开展"浅显易懂"的心理治疗,却忽视了本质。心理治疗在某种意义上可以说带有补偿时代精神的性质,这种"难以理解"可以说也属于同一性质。

　　这涉及意识的水平问题。通常的意识层面上,现代人往往关注一切外在的事物,对于系统地理解、整理这些而言,因果关系便是极其重要的支撑。可以说将其凝练便是自然科学。与此相对,意识水平下降,事物的同一性难以保持,排中律也难以成立,但正是这样的意识状态,使对共时性的把握更容易了。

笔者称不上让自己处于"道"的状态,但可以说,面对来访者,笔者通常放弃因果分析和操作,尽量降低自己的意识水平,更容易出现自然治愈的情况。当然,考虑来访者的问题意识和全体状况,有时治疗师必须在一般意识水平上给予回答,在某些情况下需要改变自身的意识水平。在这一点上,心理治疗师与一味地以修行为目的的宗教家是不一样的。

# 三、权宜的因果说明

## 1. 干预

心理治疗中咨访关系是非常重要的因素。心理治疗师需要与来访者合作,合作的具体形式各不相同。有些新手急于帮助来访者,反而导致干预水平太浅,治疗失败。这种情况下,上文论述的那种通过肤浅的因果关系把握事态的做法可能会火上浇油。

设想这样一种情况。某初中生不愿上学,他父亲认为原因在于自己以工作忙为借口,疏远了亲子关系,并决心改变自己的生活方式。这时,如果心理治疗师告诉这位父亲,人的事情不能那么简单地用"原因—结果"来把握,或者心理治疗师对此不置可否。结果会如何呢? 笔者认为,既然这位父亲积极主动地按这样的基于因果律的思考来分析情况,并打算做相应的努力,那么较为妥当的做法就是治疗师也顺着他的思路。

也就是说,重点不在于这位父亲的因果分析"正确"与否,治疗过程中顺着他的思路更有助于让他参与进来,治疗师也容易起到干预作用。这样更有利于治疗。

可以说,人的意识结构是围绕因果关系建构的。因此,即使勉强用非因果关系的方法思考,一旦意识没能反应过来,治疗师的干预作用被削弱,治疗便无从展开。

这也许正是虽然存在分析学派对弗洛伊德基于因果律的思考的批判是"正确的",但现实中弗洛伊德学派比存在分析学派更有"疗效"的一个重要原因。

以某种根据因果关系的理解为背景,顺着这种思路考虑时,治疗师的干预比较有效。不过,也有可能弄巧成拙,偏离实际情况。如果偏差实在太大,治疗就失败了。其中的权衡也是非常难的。

笔者认为非因果关系的方法中,最重要的是治疗师如何得以干预。关于这一点,笔者有时半开玩笑地说"尽量什么也不做",这个说法可能被误认为是想做点什么,却努力显出什么也不做的样子。其实,笔者并不是这个意思,而是说全身心地参与其中,而不是在通常的意识水平上干预。而且,笔者认为,通过不断修炼这是可以实现的。

## 2. 因果说法的使用

如前所述,心理治疗师有时需要向来访者的家人和老师,乃至医生、法官等其他专业人士说明自己是如何理解、接待来访者的。这种情况下,如果心理治疗师说自己"放弃了因果分析,只是进行了面谈",往往行不通(也有极个别情况下行得通)。而且,有时为了更好地继续开展心理治疗,心理治疗师很有必要维护与这些人的关系。这种情况下,根据需要作出说明使对方信服,也是心理治疗师要做的事情之一。这种说明,往往是因果说明,这是为了便于对方接受。或许我们可以把这叫作"权宜的因果说明"？

即使是权宜的因果说明，只要治疗师本人意识到其权宜性，就不会对治疗起妨碍作用。不管怎么说，取得大家的理解还是很重要的。当然，不能总是想着依靠因果关系的说明说服大家，别忘了还有一个办法是让对方懂得用非因果关系的方法把握现象，这也很重要。

这种情况下，要同时兼顾来访者周围的环境（包括人），不要单纯地考虑其中的两点一线，而要从面上，甚至是立体地把握。这种场合下，比起"理论"，人所拥有的丰富想象力更重要。

不过，作为心理治疗师，即使非常重视意象和完整的原型簇群，也还是必须学会根据需要巧妙利用权宜的因果说明。根据实际情况灵活应对时，心理治疗师的实际的专业性很重要。


**注**

（1）大山泰宏「因果性の虚構とこころの現実」河合隼雄総編集『講座　心理療法　第七巻　心理療法と因果的思考』岩波書店、二〇〇一年。

（2）关于这一点，笔者在拙著《未来への記憶》（下，岩波书店2001）中讲述过了。

（3）关于共时性，请参考 C・G・ユング/W・パウリ『自然現象と心の構造』（河合隼雄・村上陽一郎訳、海鳴社、一九七六年）。

（4）大山泰宏、注 1 前揭书。

（5）同上。

（6）参照河合隼雄『明恵　夢を生きる』（講談社＋α 文庫、一九九五年）。

（7）河合隼雄『心理療法序説』（岩波書店、一九九二年）中介绍了这件事,讨论了“自然模式”。

（8）河合俊雄「心理療法における真理と現実性」、注 1 前掲書。

# 第六章

心理治疗中的移情和
反移情

# 引　言

如果让笔者用一句话概括心理治疗的特征,笔者会说它是"以人际关系为基础"开展的。这短短的一句话中,暗含了心理治疗的诸多特性。

笔者觉得,心理咨询和心理治疗之所以常常被认为蹊跷,正是由于这个原因。关于这一点,笔者已经在别处反复论述过。

自然科学最大的特点便是与人际关系无关,其内容相当明确。也就是说,自然科学以"割断"研究者与研究对象的关系为前提,探究超越个体的普遍性。这是自然科学的强大之处。

自然科学的威力实在是大,连心理治疗也竭力配合它的模式。深层心理学在其初期就曾做过这种过后再看不免令人感到心酸的努力。不过,人们很快便意识到治疗师与来访者的关系不容忽视。弗洛伊德也曾尝试客观地观察它,但结果表明这是徒劳的。活生生的人与活生生的人相遇,会带入许多难以预计的因素。这导致心理治疗极难论述,或者说"心理治疗的论文非常难写"。如果不考虑这样的背景,用"科学"或"哲学"工作者的眼光看心理治疗师写的东西,自然会觉得"不靠谱"。也有些人意识到这个问题,并努力写哲学风格的、科学风格的心理治疗论文,但那样写出来的东西往往不仅于临床无益,还被指出从哲学和科学角度来看存在的缺陷。

对此,笔者认为心理治疗认清自身以"人际关系"为前提并采取相应的做法即可。此外,笔者认为很有必要对"人际关系"作细致深入的研究,这对其他容易忽视人际关系的学问,例如医学也是有益的。

医学利用自然科学的方法取得了突飞猛进的发展,今后无疑也将不断进步。但是实际医疗中,仅仅依靠自然科学的方法是绝对不够的,不考虑其中涉及的各种人际关系,是无法满足来访者需求的。因此,笔者甚至说需要开辟"医疗学"这一新领域,届时心理治疗的意见将发挥重大作用。此外,保育、护理和教育等领域也一样。

在心理治疗领域,"移情"现象作为人际关系问题的典型备受瞩目。在精神分析学成立之初与弗洛伊德一起治疗歇斯底里的布洛伊勒(Paul Eugen Bleuler, 1857—1939),也因不知该如何处理来访者对自己的强烈爱慕之情而终止了治疗。两位当事人的关系究竟怎样,尚无定论,至于现已明了的事情,可以参考成田善弘的论文[1]。本文对此不作深入讨论,只想说弗洛伊德由此意识到了"移情"现象。

现在也不乏特别热心的教师和医生等,对自身与对象的关系束手无策,甚至被卷入恶性关系中。笔者有时会想,要是这些人对"移情"现象多一些了解,便不至于陷入那般境地。诚然,仅凭一知半解是要栽跟头的,但至少可以避免重大危险。

  "移情"是人际关系分析中非常重要的一点,本章将以心理治疗中的移情和反移情为主题,分析人际关系问题。

# 一、移情和反移情的相互性

## 1. 移情的发现

上文已经说过,弗洛伊德发现"移情",是心理治疗发展史上具有划时代意义的事件。笔者是 20 世纪 50 年代进入临床心理学领域的,笔者至今还记得当时有一些医生、心理学家和教育人士,想要挑战对日本社会而言还是新事物的心理治疗和心理咨询,却因担心来访者的移情而放弃。当时包括弗洛伊德的著作在内许多研究尚未被介绍到日本,笔者理解那种在没有清楚认知的情况下对现实中的现象感到害怕的心理。而且,治疗过程中极其强烈的情绪波动真的可能引发性命攸关的大事,所以那些治疗师畏缩了。

弗洛伊德在知道布洛伊勒放弃了好不容易开始的新疗法的情况下,还坚持到底,并提出了"移情",真可谓天才。弗洛伊德接着想到的是,通过分析这种移情现象,看清来访者的心理。心理分析师想要如外科医生做手术那样分析来访者的移情,复杂的"人际关系"却可能导致分析师对来访者或抱有各种空想,或动了感情,出现反移情的现象。

对此,荣格主张为了避免无益的反移情,意欲成为心理分析师的人自己应该接受分析——今天称为"自我体验",弗洛伊德也表示赞同。现在,深层心理学各学派尽管理论各不相同,但都视精神分析自我体验为成为心理分析师的

前提条件。笔者认为有志于成为心理治疗师的人一定要先
经历自我体验。治疗师有没有经历自我体验，影响很大。

曾经有人以为通过自我体验了解自身，就不会发生反
移情。其实，人并不是那么简单的存在，不可能完全避免反
移情。

这里重要的是区别神经症性反移情与其他反移情。如
果心理治疗师自身存在尚未消除的情结，终究会产生影响，
并引发反移情。而且，这种情况下，由于治疗者自身并未意
识到，治疗会非常困难。治疗师会混淆来访者的问题与自
己的问题。这样的反移情一定会对治疗产生妨碍作用。

与此相反，如果治疗师自身努力克服了源于母亲的负
面情结，当来访者向他倾诉自己母亲爱掌控一切，治疗师能
很好地理解来访者的心情，来访者的话会在他心中引起共
鸣。如果治疗过程中，来访者努力反抗强势的母亲，力争依
靠自己的力量做成某件事情，治疗师会很想支持他。心理
治疗师的这种共情能促进治疗。这种情况下，心理治疗师
的情绪有很大的波动，应该称之为"反移情"。不过，这种反
移情对治疗产生了积极的作用。

反移情并不全是不好的，但神经症性反移情是不好的，
从防止其发生的意义上说，想成为心理治疗师的人有必要
接受分析，认清自身的情结。

这样的说明不难理解，麻烦的是现实情况并没有这么
简单。心理治疗师的自我体验是必要的，想要避免神经症

性反移情的意愿也确实能起一定作用。但是,现实中不可能划分得那么清楚、判断得那么准确。反移情是否为神经症性反移情,也不是那么容易判明的。前文所举的例子中,心理治疗师对来访者产生了共情,自认为成功促进了来访者摆脱母亲的管控,提高了独立性,但事实上这种促进有可能是心理治疗师出于自身想法所为,也有可能来访者的问题的根本并不在此。

深陷移情和反移情的人会分不清什么是什么,其中一些有可能涌起从未体验过的真切情感,或产生意想不到的空想——近乎妄想。遇到这种情况,可以考虑限定面谈的频率和时长,例如一星期一次,一次一个小时。比起每天长时间跟来访者相处,在有限的面谈中开展适宜的心理工作,可以形成密度截然不同的咨访关系。

## 2. 反移情的意义

深层心理学诸派初期主张为了不妨碍治疗应该尽量避免反移情,最近则倾向于通过思考反移情的意义,使其有助于治疗。

这种思路成立的前提是移情与反移情的相互性。早在1959年迈尔便明确地指出了两者的相互性,这在心理治疗发展史上具有划时代的意义[2]。他指出移情现象并不限于来访者向心理治疗师单向移情,而是相互的。因此,正如本章标题所示,移情和反移情应该结合起来看。

迈尔认为,移情和反移情现象是来访者与心理治疗师共同经历了在作为两者共同场域的无意识中形成的原型簇群(archetypal constellation)的作用。也就是说,来访者和心理治疗师都受到移情和反移情的影响。这种情况下,心理治疗师必须牢牢把握这种原型簇群。否则,将被移情和反移情的表象分散注意力而不知所措。

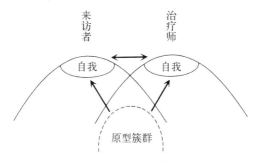

**图3　移情和反移情的相互性**

不过,通常心理治疗中首先被注意到的,或是来访者对心理治疗师的情感反应,或是心理治疗师对来访者抱有的情感,所以,往往很难弄清现象背后的原型簇群。因而,即使来访者对心理治疗师的攻击令人费解、被认为是蛮不讲理的,也只能在接受的同时静观事态发展。不过,考虑到移情和反移情的相互性,心理治疗师有必要将自己对来访者的情感表达出来。关于这一点,荣格派心理分析师斯皮格尔曼(J. Marvin Spiegelman,1944—2014)曾说:"对来访者产生愤怒、无聊或疲惫之感时,如实承认并与来访者一起分析即可。"[3]

心理治疗师将对来访者的负面情感表达出来并不容易。特别是非常重视"包容"来访者的情感的心理治疗师，会认为表达负面情感有碍治疗。不过，随着治疗的深入，心理治疗师与来访者的相互影响会逐渐增强，在这种背景下斯皮格尔曼的主张便是妥当的了。笔者刚入门之时也深感很难那样做，现在却不怎么抵触了。不过，正如后文将谈到的，对于那些面对心理治疗师时会感受到"权力"的来访者而言，这样做可能会带来反作用。任何情况下，心理治疗师都不能忘了咨访关系非常微妙，一味地将自己的情感表达出来是起不到心理治疗师的作用的。

有时来访者会出现典型的答非所问的情况，并对任何想法和方向都提出条件或质疑，到最后，心理治疗师真的很想发火："那你到底想怎么样?"不过，心理治疗师所陷入的这种无所适从的状态，正是来访者日常所处的状态，当来访者知道心理治疗师也切身体会到了这种感受时，他们的怒气有可能消退。如此，心理治疗师便可以带着对来访者状况的共情和来访者交谈了。对于移情和反移情的相互性，心理治疗师需要时常保持注意。

还需注意的是，这种情况下，可以从治疗师亲身体验到的愤怒(即使很快就消除了)的程度来推测来访者病情的轻重。意识到反移情，在某种程度上有助于作出诊断。

# 二、移情和反移情中的难题

## 1. 移情和反移情的程度

心理治疗过程中移情和反移情会达到什么程度？它对治疗有益还是有害？说到移情便容易让人想到恋爱移情，这种恋爱情感在心理治疗中具有怎样的意义？总体来说，心理治疗中发生的移情各式各样，程度有深有浅，既有对治疗有益的，也有有害的。

首先笔者想谈谈"移情性治愈"的现象。有些来访者见到心理治疗师，便产生强烈的安全感和信赖感，出现强烈的移情，症状便消失了。这是非常戏剧性的。如果治疗师和来访者都没有认识到这是移情性治愈而大喜过望，不久后症状重现时，就可能出现两者关系恶化，乃至难以维系的情况。也许治疗师正在吹嘘神奇的治愈时，来访者已经开始找别的心理治疗师了。最遗憾的是在有些案例中，不仅心理治疗师，连周围的人都在为来访者"痊愈"而高兴时，来访者无法将病情复发的实情告诉任何人，只能独自痛苦，乃至自杀。

曾经有个怀疑自己身体有异味的高中生来到笔者处。笔者认为他的病情不容易治愈，需要花较长的时间，不料面谈了两次后症状便消失了。笔者问他"症状消失了，感觉怎么样"，他说以前的情况是即使去了学校，只要觉得自己有异味，便会向老师请假回家，最近的情况则是即使感到学习很无聊很想请假回家，也感觉不到异味，这也令他苦恼。于是笔者提出继续就这些情况面谈。继续的过程中，原有的症状又出现了。后来，通过长时间治疗，他终于痊愈了。笔者很庆幸当时出现移情性痊愈后也继续保持着咨访关系。

移情有时是自然而然发生的，有时也可以说是心理治疗师"唤起"的。横山博指出有些治疗师想方设法帮助来访者时，会引发类似全能母亲的反移情，结果可能导致治疗师自身崩溃。他认为"往往是来访者所提要求已经超出了受限于肉体和生活的人的能力，导致心理治疗师的个人生活陷入危机"[4]。他说，塞拉斯（Harold F. Searles，1918—2015）将陷入这种境地的医师称为"献身型医师"，并指出需要注意。日本社会是"母性社会"（笔者以前也提到过），"献身型教师"和"献身型心理治疗师"往往会遇到此类问题。

发生强烈的正移情的来访者，往往容易转为发生强烈的负移情，在此过程中，心理治疗师"受到来访者的反作用"。心理治疗师被来访者影响后，努力调整想法和姿态，来访者终于成功治愈时，心理治疗师本人可能会觉得自己做得很好，也可能受到同事的称赞。但笔者认为必须反思，这样的经历是否真的有"必要"？

这么说是因为，笔者认为，来访者发生强烈的移情往往表明需要解决的问题很大，从移情和反移情的相互性来说，心理治疗师也是引发如此强烈的移情的一个重要因素。有时候正因为来访者想要表达的事情没能很好地传达给心理治疗师，而不得不发生强烈的移情。当心理治疗师为来访者的强烈移情所困扰，不知如何应对时，可能与其忙着思考如何应对，不如认真看看自己是否真正把握了包括来访者和自己在内的整体情况。如果心理治疗师因来访者不断给自己打电话、反复自杀未遂等情况而焦虑，可以想想荣格说过的一句话——"感到焦虑，便说明还没有看清问题"。

## 2. 爱欲（eros）

　　爱欲简直就是不受控制的怪物，常常不如人所愿。咨访关系中爱欲的因素又相当活跃，自然是很棘手的。前文引用横山的话讲述的"献身型医师"，也是爱欲的问题。

　　治疗过程中发生的移情有些是恋爱移情。女性来访者对男性心理治疗师怀有爱慕之情，男性来访者对女性心理治疗师怀有爱慕之情，这两种都有，一般前者较多。这是为什么呢？部分原因在于，回应它的男性心理治疗师的反移情被意识为性关系，甚至可能付诸行动。这经常被作为心理治疗过程中的问题指出。

　　在前面的图3中作为原型簇群显示出来的，往往是"结合"主题。这反映了现在社会中很多人因"关系丧失"而苦恼。"结合"有各种形态和象征性表现，其中最容易理解的强有力的结合便是男女之间的性结合。这造成了各种各样的问题。

　　女性来访者想表达或想体验的"结合"主题很难用明晰的语言表达出来,于是借助各种各样的语言和动作表达。这种情况下,男性一方即使不把它当作直接的性关系,也往往会当作男女恋爱之情接受。这时,来访者难以明辨异同,加上潜意识中希望得到心理治疗师的好感,于是被男性心理治疗师表达出来的方向所左右。如果心理治疗师没有意识到这种心理活动,可能会认为女性来访者的强烈的恋爱移情给自己造成了困扰。这里,比起苦想如何应对女性来访者的"诱惑",重要的是分析其中的"结合"的本质,或反思自己作为男性随意歪曲女性的表达的反移情。

　　成田善弘介绍了弗洛伊德的观点:恋爱移情作用"会因对分析的抵抗而增强"[5]。弗洛伊德应该是在说来访者,不过,笔者觉得这也可以用在心理治疗师身上。心理治疗师也会因逃避直面原型簇群的难题,而产生恋爱反移情,停滞不前。

　　塞缪斯(Andrew Samuels, 1949—  )认为之所以女性来访者对男性心理治疗师产生恋爱移情的情况较多,与治疗结构中的力量关系也有关系[6]。心理治疗过程中,随着治疗的进展,心理治疗师与来访者的关系可能变得对等,但刚开始的阶段来访者不可避免地抱有"治疗师"与"被治疗者"的意识,两者之间还是存在一定的上下关系的。当然,来访者不喜欢的话,可以随时叫停,从这一点来说,来访者拥有自由,但心理上还是受到上下关系的影响。这种情况下,心理治疗师发生反移情时,来访者便会"依从"它。塞缪斯认为应该高度警惕这种由力量导致的关系的歪曲。笔者赞同他的观点。

当"结合"的主题凸显出来,治疗师与来访者之间建立了如后文所说的"深刻的"关系时,它便与本书所提到的梦境、意象和故事等关联起来并得到表达,被咨访双方认识到,而不再需要以实际的行动表达了。

## 3. 负移情

来访者对心理治疗师表露出怒气、排斥和轻蔑等情感的负移情也不容易应对。毕竟,得到他人的表扬和善意,总是愉快的事情,而面对负移情,即使有些人并不怎么难受,也还是不愉快的。

有些来访者每次都说"请你看也没有什么意义""你根本不具备心理治疗师的能力"等等。其实,如果他们真的那么认为,立马中止咨询即可,既然还专程花时间和金钱去面谈,去抱怨,说明还是有意义的。不过,话虽这么说,每次都来这么一出的话,还是够呛的,所以,还是必须好好找出"意义"所在。

笔者想起了自己年轻时的教训。执业之初难免满腔热情地想"包容",想接受来访者的负移情。而且,笔者想到仅仅倾听是不行的,要"包容"就要找出其中的意义,于是努力把来访者对笔者的怒气和责难正当化。笔者把这种想法告诉来访者后，来访者越发觉得自己的看法得到证实，怒气不减反增。笔者本来就是勉力而为，最后实在挺不住，进一步激起了来访者的怒气。就这样，陷入了恶性循环。

笔者开始思考这背后的原型意象到底是什么，后来发现是否定型父亲。不管有没有理由，都用强硬的禁止或命令，一副如果对方不遵守就杀了他的强硬态度。于是，当来访者的责难和怒气使笔者气上心头时，笔者就向他表明自己的气愤之情。不过，笔者在体验这种冲突的同时，也注意维护与来访者的关系。我们虽然冲对方怒吼，但并非讨厌或憎恨对方。道别的时候还是会好好约定下次面谈的时间。就这样，笔者逐渐改善了我们的咨访关系。

顺便说一下，笔者的这种经历，在学生运动高涨期间与学生开展"团体交涉"时起了作用。多亏这种经历让笔者得以享受与学生怒目相对的乐趣，虽然相当激烈，但从未受到过身体攻击。

笔者非常清楚来访者的负移情。不过，咨疗师还是别向来访者"说明"这归根结底只是移情，不能把它当作实际情况，等等。否则可能会使来访者误以为自己并未得到真正理解或被权力"哄骗"，徒增负面情感。

并非总要以怒对怒。有时当来访者化身为父亲时，心理治疗师需要变成被打的人。这时从正面接受即可，没必要反省、怀有罪恶感，或者责难对方。顺其自然地从正面接受,对方情绪便会减弱。

　　来访者向心理治疗师发起责难和攻击时,如果心理治疗师肯定其做法,可能会使问题更糟糕。尤其是边缘型人格的来访者等,他们非常敏感,心理治疗师稍有失误或怠慢,他们便会抓住不放,进行攻击,或者强硬地坚持片面的理论。甚至发展到"退款""赔偿"的地步。遇到这种情况,日本人往往会马上回应说"对不起"或"我给您退款"。这从某种意义上说,是相当诚恳的回应了,但这反而会激化来访者的怒气。

　　来访者蛮不讲理背后的原因是,来访者自身被周围的困难压得喘不过气来,认为心理治疗师不能真正理解自己。治疗师认识到这一点后,与其考虑要不要退款之类的问题,不如思考自己是否真的理解了来访者的处境及诉求。按这个思路应对,来访者的怒气便会平息。

　　"按这个思路应对"是说,并非一定要找到很好的解答、一定要足够了解来访者,重要的是让来访者知道心理治疗师的态度朝向哪边。

# 三、移情和反移情的深度

## 1. 移情的强度和深度

　　思考移情和反移情时,需要区分强度和深度。如果来访者真的对心理治疗师进行身体攻击或拥抱,便是"强烈的"移情,但未必是"深刻的"。治疗要取得进展,"深刻的"移情是必需的。关于"深刻的"移情和反移情,请参考前文的图3,它指的是心灵深处被激活,并积极作用于咨访关系。

　　要注意的是,虽说是"深层"心灵被激活,但它的表达还是通过自我意识实现的。内心深层的活动被自我把握时,与其说是以语言的形式不如说是以意象的形式被把握。或者说,用语言把这种体验表述出来时,与其说是"记述",不

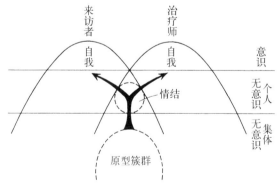

**图 4　深刻而强烈的移情和反移情**

如说是"叙述"。关于这些,本书第二章和第三章已经论述过。当梦境、箱庭、绘画及其他意象和故事由来访者生成,心理治疗师由此感受到与来访者的心灵交流时,"深刻的"移情和反移情便产生了。不过,这未必是"强烈的"。

治疗需要"深刻的"移情和反移情,不过,提到移情和反移情时,人们更多想到的是"强烈的"移情和反移情。"强烈的"移情容易付诸行动,因而更容易引起注意。也由于这个缘故,笔者认为荣格所说的"不发生移情是最好的",是说不发生"强烈的"移情是最好的。当治疗确实取得进展时,"深刻但不强烈的"移情和反移情是成立的。

关于移情和反移情,很难展开一般性论述,在此姑且说说笔者的看法。当移情和反移情发生时,如果触及心理治疗师的情结,那么浅层次的强烈的移情和反移情便产生了。既然是人,就不可能没有情结。但是,这些通常不被触及,心理能正常地运行,但如果被触碰,便会发生反应。当心理治疗师和来访者的情结产生共鸣,便会成为浅层次的强烈的移情和反移情。当然,如果来访者的移情过于强烈,心理治疗师平时沉睡的情结可能会被唤醒。受到来自来访者的"强烈的"移情时,心理治疗师需要对自己的情结展开相关的检查。所谓检查,如果只是知性层面,做了也没用,这是很辛苦的事情,也正是治疗师应该做的。

要实现"深刻的"移情,心理治疗师就必须努力建立相应的咨访关系。笔者认为这就需要治疗师的自我分析。极端地说,与来访者面谈时,治疗师要倾听自己内心的声音。不是像平时对话那样靠自己的意识应对对方所讲的内容,而是模糊意识与无意识的界限,让对方所讲的内容深深地投射到自己的内心,静待反应的出现。曾经有一个来访者对笔者说:"起初见到您时,我还以为您几乎没在听我说话。"从表面上看也许确实给人以这种感觉。这与有意地热心地倾听截然不同。虽然来访者一开始可能会觉得奇怪,但应该很快就会明白这样做自有其意义。

努力提高自身,让自己能与来访者建立这样的关系,可以说是成为专家的条件之一。当然,并不是说治疗师一见到来访者就能马上建立"深刻的"关系,而是随着来访者的表达的展开,咨访关系不断加深,而"深刻的"关系的成立,离不开治疗师的态度、来访者的表达,以及治疗师理解这一切的能力的共同作用。穗苅千惠的论文很好地揭示了治疗师从与自己的关联的角度,去思考来访者的一举一动的过程[7]。

有些治疗师不练习如何建立这样的咨访关系,以为只要让来访者做做箱庭、讲讲梦,就是开展心理治疗,最后叹气说"已经让患者做了很多尝试,都没用"。如果只是这样,倒也还好。如果因此认为心理治疗根本无效,完全不练习,那就如同以为挥着球棒站到击球员的位置上,就可以击出安打。

而且,这种训练并非提高"倾听技巧"。如上文所述,治疗师看清自己的意识与无意识的关系非常重要。正如秋田严的论文中说到的[8]，这种探索是永无止境的。荣格称之为"个性化的过程"，强调它是一个"过程"，心理治疗师应该一直走在这永无止境的探索之路上，如果放弃探索，就没资格当心理治疗师了。

　　"深刻而强烈"的移情和反移情是怎样的呢？如上文所述，深刻而不强烈的移情是最好的，若是"深刻而强烈"，就不容易应对了。内心深层的主题非常关键，当它被自我意识到时，便会经历个人情结。用极其图式化的说法就是，深层内容到达自我期间，心理治疗师和来访者都有某种情结时，深层的内容就以强烈的形式被意识到。这种时候，心理治疗师会分不清是为来访者工作，还是在为自己工作。当移情和反移情达到这么强烈的程度时，应该想各种办法解决，例如，先解除咨访关系，心理治疗师自身也找别的治疗师解决自己的问题后，再合作。总之，继续保持正式的咨访关系是很难的。

## 2. 精神病类来访者

　　精神病类来访者会在面谈中讲述幻觉和妄想的内容，非常难以应对。而且，咨访双方不容易产生移情和反移情。即使有时新手治疗师产生了反移情，很希望帮助来访者，来访者也完全认识不到。如果治疗师听了来访者的妄想后，感到完全无法理解，反移情会很快消失，治疗师可能会开始认为来访者需要接受药物治疗。

　　精神病类来访者这一说法，可能会被认为太含糊，但要具体诊断确实不容易。有些人即使出现了幻觉和妄想，也有可能单凭心理治疗而不用药物便能治愈。这些人有可能不是精神分裂症，本来，追根究底的话，被归类为"精神分裂症"的患者所患的到底是不是同一种病，这个问题并不容易回答。

　　总而言之，出现幻觉和妄想的人中，有些仅靠心理治疗就可以取得效果，这是不容忽视的事实。那么，遇到这种来访者时，该如何处理咨访关系？关于这个问题，伊藤良子作过论述[9]，文中，伊藤所引用的弗洛伊德的话值得我们注意："患者内部压抑的感觉投射到外部的说法并不正确。倒不如说内部抹消了的东西又从外部回来了。"这里不能使用"投射"（projection）这一便于用来说明移情和反移情的词语。

　　不过，有时，治疗师与来访者之间也能建立关系。当治疗师的能力非常强，能够很好地倾听内心的声音时，就有可能。这时，移情将是"深刻而强烈的"。但是，没有图4所示的相互性（也不是完全没有），毕竟，从内心深层涌出来的东西的气势很强，不管情结、对方的特性如何，都会发生移情。例如，受到来自来访者的强烈的妄想性恋爱移情时，按图4所示检视自己的情结，可能也得不到有收获的结果。

　　荣格派分析师武野俊弥在精神分裂症的心理治疗上投

入了很大心力,他把自我被来自无意识的强大力量压倒而出现分裂的状态称为"洪水"[10]。那是一种"不加区别"淹没一切的力量。移情和反移情两者的"关系"不成立。相比之下,恋爱移情即使是妄想,至少是在两者之间发生的,从病情看,可以说是朝好的方向发展了。不过,带着强度和深度的移情朝着治疗师而来,也够戗的。

　　武野主张,面对这样的精神病类的来访者,不要考虑情结,而要构筑"个人神话"。关于这一点,请参考武野的论文[11]。要构筑"个人神话",正如武野指出的那样,不能忘了需要极其"深刻的"关系。心理治疗的任何场合,都以咨访关系为基础。

## 注

（1）成田善弘「心理療法的関係の二重性」河合隼雄総編集『講座　心理療法　第六巻　心理療法と人間関係』岩波書店、二〇〇一年。

（2）C. A. Meier, "Projection, Transference, and the Subject-object Relation in Psychology", *J. Analytical Psychology*, IV, 1959, pp. 21‑94.

（3）M. Spiegelman, "Some Implications of the Transference", *Spectrum Psychologiae*, Rasher & Cie. AG, 1965.

（4）横山博「ユング派の心理療法における転移/逆転移」河合隼雄編『ユング派の臨床』金剛出版、二〇〇〇年。

（5）成田善弘、注 1 前掲書。

（6）塞缪斯在第 14 回日本箱庭疗法学会专题研讨会上的发言。

（7）穂苅千恵「〈切る〉に見えてくる関係性——母子同室並行

面接の事例」、注 1 前掲書。

（8）秋田厳「心理療法と人間——Disfigured Hero 試論」、注 1 前
掲書。

（9）伊藤良子「精神病圏の心理療法における人間関係」、注 1
前掲書。

（10）武野俊弥「〈分裂病〉の臨床」河合隼雄編『ユング派の心
理療法』日本評論社、一九九八年。

（11）武野俊弥「無意識の神話産出機能と夢分析」河合隼雄総編
集『講座　心理療法　第二巻　心理療法と物語』岩波書
店、二〇〇一年。

# 第七章
心理治疗中的个性

# 一、心理治疗的目标

现代心理治疗起源于欧美,自然与欧美的社会文化形态密切相关。日本人一定要先认清这一点。关于"个性"的探讨,也必须充分考虑文化背景。

现代心理治疗诞生之前,心理治疗是宗教人士的工作。正如艾伦伯格在《无意识的发现》中详细论述的那样[1],心理治疗(特别是深层心理学涉及的内容)源于巫术。巫术中治疗是借助超自然的力量进行的,它的前提是患者所属集团的成员共同抱有关于这种超自然力量的世界观。即使治疗本身是针对患者的,也要通过患者身边的家人和社交圈共同参与才能实现。这种情况下,包括患者的个性在内的一些因素就显得无关紧要了。

这种治疗的目标是帮助患者从疾病或苦恼中解脱。不管把症状视作恶灵入侵,还是患者的灵魂去向不明,治疗都是借助某种超自然的力量进行的。巫师是能开展这种治疗的人,患者所属集体的成员都持有相同观念,并参与治疗。待患者恢复健康状态,治疗便结束。

近代以来这种治疗方式很快被冷落了。近代西方在思想上的大变革,使人们明白了无须借助超自然的力量,依靠人类自身的力量即可开展治疗,而且后者更有效。人们区分身与心、研究者与研究对象,建立近代医学。于是,大量生理疾病得到合理对待,病因被查明,并找到了治疗和预防的方法。这种医学治疗客观地研究人的"身体",寻找各种疾病的治疗方法,不需要考虑患者的"个性"。

自然科学的发展使人类做成了很多事情,加剧了人们对超自然力量的怀疑,巫术被视作迷信遭到破除。人们开始相信凭借人类的才智可以合理地判断和操纵世间万事万物,并认为这需要个人努力掌握相应能力,只要努力,个人力量就可以不断增强,甚至没有极限。如此,个人的合理判断就远比集体共同拥有的可疑幻想更强大了。

尽管身体医学飞速发展,困扰人类的"心理疾病"依然存在。19世纪末开始,以弗洛伊德为首,志在治疗心理疾病的人士极度热衷于证明自身观点与自然科学并不矛盾。在当时的时代精神中,动辄就有被贴上"反科学""迷信"的标签、被排除的危险。

20世纪的心理治疗领域,除精神分析学外,还出现了很多学派。除了其中一小部分,其他都努力遵循自然科学的路线,即针对某种心理疾病,查明原因,找出去除或克服的方法,并认为经过训练的心理治疗师,只要遵循这条路线,运用相应的方法就可以治疗任何人。这是参照身体医学的模式发展而来的,很容易理解。值得注意的是,在这种观念下,个人虽然是关注的焦点,个性却被忽视了。这就好像外科手术要求医生具备相应的知识和技术,至于医生和患者的个性则无关紧要。

如果心理治疗是"自然科学"的一部分,那么在其下划分"学派"就显得奇怪了。毕竟真理应该是"唯一"的。出于这种想法,心理治疗的各学派都主张本学派是"唯一正确"的,并攻击其他学派。该论争持续了很长时间,而学派的数量不减反增。可见,把心理治疗视为自然科学的一部分有其不妥之处。关于这一点,后文将再作论述。

个性的问题姑且不论,我们来看看个人的问题。不同于自古以来以宗教为背景的心理治疗,近代心理治疗以个人为对象,考虑个人的问题。具体的操作则是通过考察个人的心理结构和精神动力,找出"普遍的法则",并依此开展治疗。这种治疗的目标不同于过去,过去是要让拥有共同幻想的集体中的一员回归集体,而这种治疗的目标是让个人成为能从自身角度判断事物并妥当地实现自身梦想的人。

作为这种个人的理想形象,西方近代确立的独立的自我受到推崇。"独立""主体性"和"统合性"等成为关键词,确立如此理想的强大的自我,成了心理治疗的目标。

这种对个人的重视,引发了许多意想不到的事情。首先是对咨访关系在心理治疗中的重要性的认识。关于这一点,本书第六章"心理治疗中的移情和反移情"已经详细论述过咨访关系对心理治疗的开展有重大影响。单看这一点,就可以知道心理治疗与自然科学有着显著不同。分析咨访关系的具体情况,必然需要了解治疗师和来访者的个性。

当两者的个性和关系被过度强调时,心理治疗的每一回都是独一无二的,也就没有"普遍"通用的法则了。心理治疗与自然科学也就没有什么关系了。

强烈主张这一点的是名为"存在分析学"的学派,在美国称为人本主义心理学派。对这些人而言,心理治疗不是治疗疾病,而是拥有个性的心理治疗师和拥有个性的来访者"独一无二的相遇"。

诚然,从强调人与人的个性差异的角度看,这么说完全没问题。但真正要考虑"那么,该怎么办"时,就可能被难倒了。即使心理治疗师努力实现"独一无二的相遇",如果来访者觉得见了也无济于事,仍是枉然。"相遇"啊,"存在"啊,这些说法再动听,如果无助于解决来访者的问题,也无可奈何。

心理治疗的目标从治疗疾病转向重视来访者个人及其个性的发展,不过,两者并非完全无关,要战胜疾病需要发展个性,发展个性也与战胜疾病有关。难点在于两者并非总是一致。另外,虽说人的个性各不相同,但也有共通之处,话不能说得太武断。

# 二、人的类型和个性

人与人各不相同是事实,但可以借助一些类型进行分类。心理学中很早便有"性格心理学",有许多学者探讨过人的类型。

与弗洛伊德一同参与精神分析运动的荣格,在阿德勒与弗洛伊德分道扬镳后不久,也与弗洛伊德各行其是了。笔者思考过为什么会产生这样的思想差异,得出的结论是这源于人的类型差异。弗洛伊德认为性对人的心理极为重要,非常关注个人的人际关系,阿德勒则重视人心中的权力意志,关注自卑感。两者都强调自身主张的正确性。而荣格认为,要说的话,他们两个都对,只是两人对人的看法有着根本的不同。而且,荣格认为个人的兴趣和关注有向外的"外向型"和向内的"内向型",他把弗洛伊德的学说归为"外向型",把阿德勒的思想归为"内向型"。

这里无法对荣格的类型论展开详细论述,就心理治疗而言,要注意的是,不能刻板地依照类型用固定的眼光看待人的性格,而要重点关注性格的变化。内向型的人并非一生都内向,有时需要激活外向因素,而且有时这是能做到的。

荣格认为个性化( process of individuation )是心理治疗的目标,他的类型论对思考个性化的方向颇有启发。荣格在前述外向和内向两种基本态度类型的基础上,还提出了

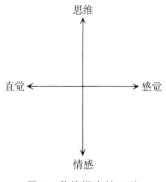

**图 5　荣格提出的四种心理机能**

思维、情感、感觉和直觉四种心理机能。如图 5 中相互垂直的轴所示,思维与情感、感觉与直觉对立。面对某个事物,思维型的人会马上考虑"为什么",正确还是错误,情感型的人则会依从自身的情感,判断喜欢还是讨厌、美好还是丑陋。与此相对,感觉和直觉只认知,不判断,感觉就是通过五感认识,而直觉不依靠五感,也不分析判断,直接觉知事物的可能性。

在思维型的人眼中情感是劣等机能,反之亦然。感觉与直觉也相互处于优等与劣等的关系。四种心理机能,再结合外向和内向,就可以组成外向思考型、内向思考型等八个类型。如果把达·芬奇视作外向思考型的典型,康德便是内向思考型的典型。荣格认为这样的类型是天生的。

虽然通过这样的划分能把某个人归入某种类型,但荣格并不把它视作固定不变的。举个简单的例子。

某个中年男性白领,担任科长后没多久就患上抑郁症了。他不想去公司,甚至考虑自杀,因而接受心理治疗。治疗过程中,他说自己不懂女性的心思。理科出身的他在工作中充分发挥出自己的才能,比别人更早当上了科长,却卷入了女性下属之间的情感纠纷。他想做出正确的判断并合理解决问题,问题却越来越复杂,令他不知所措。据说他甚至讨厌去公司看见她们。

从荣格的心理机能的角度来看,这是思维机能占优势的男性由于自身地位的变化,突然被卷入他不得不接触的那些女性的情感纠纷,需要加强原本不擅长的情感方面的学习了。

话虽这么说,但并不是只要向来访者解释心理机能,就能解决问题,消除他的抑郁。这种情况下,倒不如先认真倾听来访者讲述女性如何令他费解,听从情感行事又是如何愚蠢。这不是为了听中年男性如何抱怨女性,而是为了更好地了解一个人要改善自己的劣等机能有多么不容易。这样的心态能让治疗师更真诚地倾听。这样面谈的过程中,来访者将逐渐意识到情感机能的重要性和好处,抑郁症也将逐渐消失。

这种场合下,很难判断心理治疗师什么时候作“说明”为好。如果说得太早,那些想要按治疗师的意思解决问题的来访者可能会操之过急,或过于理性地处理。当然,也并不是最后“说明”为好。还是应该先让来访者对治疗的大方向有一定了解,待来访者情绪安定,并开始努力改变观念了,再结合来访者的个性,具体分析该怎么做。

人的类型也可以用作分析夫妇关系的指标。我们常常可以在内向与外向、思维与情感、感觉与直觉中,看到对立两极的互补关系。很多人择偶时会选择自己的对极,与自己形成互补关系。这样的夫妻在共同做某件事情时，往往双方都能充分发挥自身才能，起到互补作用。不过，当他们合力完成某件事情后，例如还完房贷、孩子考上大学后，再想"对话"时，可能会相互觉得对方难以理解。例如，内向的丈夫节假日里只想悠闲地喝一点茶，而外向的妻子却想要出门。

很多中年夫妻的危机都交织着人的类型的问题。例如，对妻子的外向性格无法理解的丈夫，可能在某个机缘下遇到内向的女性，为彼此聊得很投机而开心不已。外向的妻子也可能遇到类似的情况。这种情况下，如果冲动行事，夫妇的危机将会进一步加剧。

相反，如果内向的丈夫不是简单地寻找内向的对象，而能为了更好地理解妻子，努力挖掘自身潜在的外向可能性，便能锻炼出新的个性。

所谓发展个性，既包括进一步发展自己擅长的方面，也包括改善自己不擅长的方面。不能一概而论地说哪一方面更重要，或应该让哪一方面优先。这取决于当事人的具体处境。一般而言，中年危机中较常见的是认识到自身弱点，不得不努力改善的情况。人的内心具有朝着整体性发展的倾向。不过，成长之路各式各样，又与个性缠缠在一起。荣格的类型论为思考人的个性变化和成长提供了方向。当然，如果拘泥于这种观点，也有害处。

# 三、伦理纠葛

所谓个性，自然是因人而异的，无论在什么意义上也不可能具有普遍性。对个性的尊重，始于基督教文化圈，我们不能忘记基督教伦理观在背后发挥着巨大影响力。

后文也将讲到，日本社会最近对"发展个性"存在一定误解。据说，小学一年级学生中不按时进教室或课堂上恣意妄为的孩子较以往多了。这是混淆了尊重个性与放任自由的结果。其实，基本的教养还是应该在家庭中养成的。有些父母不知道只有以基本的教养为前提，才能培养真正的个性。日本的伦理观并非源于基督教，甚至原本对应该遵从怎样的伦理观都没有清楚的认知。在这种情况下，生搬硬套地给予孩子"自由"，难以培养健全的人格，更别提发展个性了。不管怎么说，培养一定的伦理观是发展个性的前提。

刚刚说的是基督教的伦理观，其实，任何社会要维持下去，都需要共通的道德规范和生活习惯等。破坏它的人将难以在社会上立足。这些道德规范和生活习惯等自然会因社会和文化的不同而异。

个性在形成时，有些时候其倾向与社会一般倾向不相容。例如，一个青年无论如何都想到大城市去学习，而他所处的社会却以青年应当继承家业为道德规范，如果这个青年无视这些执意前往大城市求学，将被视作"恶"。这样的纠葛,直到不久前还大量存在于日本社会中。

　　类似的情况现在依然存在。这种情况下,心理治疗师应该怎么做呢? 是站在尊重个性的立场上,支持青年求学,必要的时候前往说服他父母;还是遵从一般道德,劝说青年继承家业? 心理治疗师不会轻易选择哪一项。因为让当事人马上实现自己的梦想,未必是尊重个性。相反,在这种纠葛中苦恼、摸索,才有利于个性的真正形成。纠葛的耐受力促进了个性的成长。因此,心理治疗师自身也必须拥有较强的纠葛耐受力。

　　接下来,让我们看看另一个例子。

　　一位高龄女性来访者在心理治疗中,诉说自己从孩提时代起从未自主行动过,起初听从父亲,后来听从丈夫,丈夫去世后又听从儿子。她说,希望至少能按自己的想法行动一次。她"想离家出走一次",想背着所有人悄悄出走。如果事先让家人知道了,离家出走就没有意义了,所以她希望心理治疗师对所有人保密。

　　这位来访者的心情不难理解。但是,年纪那么大了,万一离家出走时发生什么意外,心理治疗师的责任可就大了。这种情况下,继续和来访者讨论出走,并从中找出合理的解决之策即可。但是,如果来访者宣称明天就要出走,那该怎么办呢? 又或者来访者没告诉心理治疗师便出走了,又该怎么办呢?

　　这种时候,对心理治疗师而言,比起思考具体的对策,更重要的是分析为什么会发生这样的事情。心理治疗是来访者与心理治疗师的个性的碰撞，这个过程中两者都会发生变化，朝着个性的新发展努力。因此，来访者所说的话，以及离家出走的愿望，首先当然是来访者的事情，同时也与心理治疗师的状态密切相关。大场登的论文论述了这一点[2]，本章最后一节将再作讨论。

回到来访者想离家出走这个例子，她说明天便要出走时，心理治疗师能真正站在她的立场上理解她的心情——一直依从他人（都是男性），现在第一次想以自己的意志采取行动的心情吗？对于这里涉及的男性与女性的生活方式，心理治疗师必须分析自身是怎么想的，现实中又是怎么做的。

一般地说，如果对于来访者的纠葛，心理治疗师的器量足够大的话，来访者便不可能把它行动化（acting out）。即使来访者不真正付诸行动离家出走，也可以象征性地体验离家出走，再对此进行讨论，进而改变自己的活法。不过，话虽这么说，现实中却很难按理想的情况发展，可能会受到来访者把它行动化的威胁。可以说，通过这种与行动化的对决，心理治疗师的器量也将变得更加深广。

这不仅与来访者的纠葛耐受力有关，也与周围人的纠葛耐受力有关。一些棘手的案例中，某种程度上的行动化是在所难免的。尤其是青春期的孩子，当事人没那么强的纠葛耐受力，反复多次行动化。这就需要家庭和学校相关人士配合,保护孩子,帮助他成长。

　　如果心理治疗师能在包容上述伦理纠葛的基础上,对将来有一定的预见力,处理起来就会比较容易。治疗师如能说出预期,诸如现在的确很辛苦但将来会怎样怎样,就更容易取得周围人的配合。在此,过往的类似经验是心理治疗师的重要依据。

　　有些极其棘手的问题很难预计,危险性也相当大。这种情况下,比起预计,"赌"的成分更大。心理治疗与人的生存密切相关,因而也像人生一样,离不开"赌"的成分。这种场合下必须慎重考虑:是不是除此之外别无他法? 有没有准备好承担失败的后果? ……关系到人的个性的事情,就不是小事。

　　在一些案例中,当心理治疗师再三犹豫,终于做好准备赌一把时,来访者却意外地找到了解决之策,或已经开始解决了。其中的一些情况只能说纯属意外。不过,考虑到人的个性是独一无二的无可替代的,涉及个性的重要时刻,出现这种可遇而不可求的情况也是理所当然的。

# 四、身为日本人

上文已经提到重视个性,就必须考虑当事人所处的情况。在这一点上,日本人身为日本人,必须先认清自己所处的情况。日本人有时被揶揄说,没有哪个国家的人像日本人那么强烈地意识到自己国家的文化和特性。笔者觉得这在某种程度上也是没办法的事情。看看八国集团首脑会议就明白了,其他七国都属于基督教文化圈,只有日本与众不同。现代可以说欧美文化席卷全球,非欧美的国家中只有日本跻身所谓先进国家的行列。如此,日本人便不得不认清本国文化。这也是必要的。

曾经有个活动挑选了十位极富个性的日本人,就他们的童年时代进行采访[3]。这十个人确实极富个性,他们的童年有一个共同点——都不是一般意义上的"好孩子"。鹤见俊辅讲述了自己自杀未遂的经历,大庭美那子说自己孤独无友。他们中还有人不愿上学。笔者边听他们的经历,边想:如果当时学校设有心理咨询室,笔者作为心理咨询室的老师,遇到这些"坏孩子",会采取怎样的态度呢?

正如很多人指出的那样,日本人创造了非常均质的社会,非常注重维持特定场合的平衡状态。因此,一个被认为破坏了这种均质与和谐的人,很容易被贴上"坏"的标签。这解释了为什么前述十位富有个性的日本人,在孩提时代绝不是"好孩子"。

早已有人反思,日本文化的这种情况,妨碍了日本培养有个性的、创造性的人物。笔者在受时任总理的小渊惠三邀请任座长的"21世纪日本构想恳谈会"上,对这个问题做了反思,强调对21世纪的日本而言,最重要的是"个体的确立与公的创造"[4]。

正如非虚构作家柳田邦男考察事实后深入细致地论述的那样[5],在第二次世界大战开战及其后战争的重要决断时刻,日本没有能够做出明确判断和决定并承担责任的个人——也就是没有具备领导能力的人,所以总是在重复同样的错误。泡沫经济崩溃时也重蹈覆辙。今后要想避免同样的错误,"个体的确立"非常重要。

从前述富有个性的人士的例子也可以看出,在日本争取"个体的确立",很可能一不小心就被贴上"恶"的标签。日本的教育虽然在提高全员的整体水平方面,颇受好评,但它无论如何都以整体的和谐为重,即使个人拥有出众的才能,也不允许太突出。有些特别有才能的孩子讨厌被埋没于日本特有的均质化之中,他们或拒绝上学,或采取抵触的态度。

文部科学省在试验性调查期后,打算把学校开设心理咨询室作为硬性要求,也是考虑到日本教育原来的倾向,希望加强对个人的重视。这并非有些人误解的那样意在让拒绝上学的孩子或霸凌的孩子"早日适应学校",倒不如说是关注如何谨慎对待以这些问题的形式暴露出来的孩子的个性。也许有些拒绝上学的孩子看过心理咨询老师后就重返学校了,但这只是心理咨询室带来的一个结果,而非设立它的目的。

大家应该不会误解,笔者并不是说不肯上学的孩子就比上学的孩子更有个性,或者正常适应学校的孩子就没有个性。有些人为自己放弃适应社会而罗列社会的缺陷。心理治疗归根结底是个人与个人的对决,不能逃避到泛泛而谈中,最终,焦点还是要集中在当事人自身如何考虑,如何行动。

如此,虽然心理治疗说到底是以个人为中心展开的,但深入分析就会发现,还需要将个人与个性的问题放入其与日本文化的关联中讨论。这与其说是"日本文化",不如说是关于个性的更为根本的问题。

说到"个体的确立",其榜样在欧美。它意味着建立西方近代诞生的那种具备主体性与统合性的、作为自立主体的自我。现在的科学技术、资本主义经济、民主主义等各种体系都建立在这种自立的自我的基础上。个体的确立无疑非常重要,但正如本章开头所提到的那样,一味追求个体的确立的心理治疗也有相应的问题。这与心理治疗不能遵守自然科学方法论的理由相同。

即使形成了强大的自我,或者正是由于这个原因,人还是会感到不安。荣格说找他咨询的人中,有三分之一的人在财产、名誉、家庭等方面,无可挑剔,问题就在于"太适应了"。达到这种适应,人就会产生诸如"我是谁""我从哪里来要到哪里去"之类的疑问。至此,心理治疗的目标便变得深刻了,难以依据一般的理论来分析。

荣格认识到以自我为焦点的心理治疗的局限,通过不断努力,他提出比起意识中心——自我,更应该重视的是同时包含意识和无意识的整个心灵的中心——自性(Selbst,Self)。自性说到底是一个假设,充满了诸如既是中心又是整体之类的悖论。从追求强化自我的西方近代的观点来看,这是不可理解或无意义的。因此,荣格的观点在西方长期得不到理解。

后来荣格接触东方文化的机会增多了,他发现关于"自性",东方人远比西方人清楚。他写作序文或评论向西方人介绍当时欧洲无人关注的《易经》、铃木大拙的关于禅的书籍、藏传佛教宁玛派的《死者之书》等,也是出于这个原因。他评论说,与西方人相比,东方人"体验了内心的充实与物质的贫乏"。

这样的评价是荣格在 20 世纪前半期做出的。现在日本的实际情况可以说与他所说的相反。但是,日本的传统并未丧失。笔者在从事心理治疗这样与深层心理相关的工作时,发现自己拥有日本人独具的一些特质。这与个性密切相关。将焦点更多地放在自性而不是自我上来思考个性,这一点,日本人比西方人更容易。

在此,有一个两难困境。对欧美人而言,近代自我的确立是个性形成的前提条件,或者说至少两者是同等重要的。与此相对,按理日本人应该认为离开近代自我也可以确立个性。但是,像现在这样西方文明的影响力强大的时期,日本人还应该沿着荣格所提示(重视自性而非自我)的方向努力吗?关于这方面,笔者也不确信。只能带着疑惑开展心理治疗。面向欧美人,笔者提出,与自我确立无关的个性是可能存在的(6)。不过,如果要将其作为现代人的生活方式考虑的话,笔者也有疑惑。关于个性,笔者曾经与作曲家三善晃对谈,讨论西方人与日本人在个性方面的差异,在此值得注意的是,三善氏说他创作的曲子西方人也能深刻地理解(7)。日本人与西方人的思维不同,但创作出的曲子,双方都懂得欣赏。这是因为该作品与人类共通的东西相关。文化的差异是存在的,但这并不意味着文化不同,人也不同。对于人类潜在的共同的普遍性,意识化的方式不同,便产生了文化差异。但是,对于异文化的人而言,它并非完全不能理解。

即使摸索面向日本人的心理治疗,也不应该是世界上其他文化的人所不理解的。终归是要摸索其与普遍性的关联。

# 五、治疗者的个性

也许有读者会觉得笔者过度拘泥于日本人,这也许源于笔者的个性。深入接触心理治疗的问题时,必然会涉及治疗师自身的个性。这也是心理治疗领域存在众多学派的重要原因。无论是弗洛伊德的精神分析学,还是荣格的分析心理学,都与他们自身的个性密切相关。按这个思路来看,由于心理学家的个性各不相同,心理治疗理论的数量也可能跟心理学家的数量一样多。笔者认为,这基本上是对的。这样一来,心理学家自称"弗洛伊德派""荣格派"等等就显得奇怪了。每个人难道不应按自己的流派展开心理治疗吗?于是,有人主张折中。也就是说,结合自身个性,参照各学派的理论,挑选适合自己的,加以折中。

这里必须注意的是,个性这种东西,总是处于形成的过程中,经过相当的磨炼才会形成。不经历一定的自我否定、自我放弃、自我怀疑等,它是不会显现出来的。就这个意义而言,心理治疗师选择某个学派,就意味着一种自我放弃。他需要在此基础上摸索如何成为独立的心理治疗师。没有这种觉悟的人,很容易把学派的创始人当作"教祖"。与此相对,折中派虽然不断努力摸索自己的方法,却因缺少放弃自己、否定自己的经历,而过于天真。无论选择哪一条道路,都必须清楚其中的利弊。

前文论述的伦理纠葛也是锻炼心理治疗师个性的一个

重要因素。不是依据某个规范选择 A 或选择 B，可以说，经过 AB 选择的苦恼后找到的答案，是由个人的个性产生的，也可以说个性是在苦恼的过程中形成的。心理治疗师深深卷入来访者的伦理纠葛中，自身的个性也得到锻炼。

大场登的论文[8]深入探究了心理治疗过程中，心理治疗师的个性是如何参与其中并得到锻炼的。文中，非常重视心理治疗师的梦，这如实地反映了探究个性时，当事人无意识的精神活动起着多么重要的作用。对无意识的要素的关注，可能会使个性形成的过程出现自身预料不到的展开。如果拘泥于意识层面的反省，即使看上去非常严谨，却很容易钻牛角尖。

离开心理治疗师的个性，心理治疗是无法展开的。心理治疗师只有时常思考作为个别存在的自己的个性，如何与普遍性相关，如何得以关联起来，才能使心理治疗对来访者真正有意义。

## 注

（1）H・エレンベルガー『無意識の発見——力動精神医学発達史』上・下、木村敏・中井久夫監訳、弘文堂、一九八〇年。

（2）大場登「クライエントの〈個性〉とセラピストの〈個性〉」河合隼雄総編集『講座　心理療法　第五巻　心理療法と個性』岩波書店、二〇〇一年。

（3）河合隼雄『あなたが子どもだったころ』講談社、一九九五年。

(4) 河合隼雄監修『日本のフロンティアは日本の中にある』講談社、二〇〇〇年。

(5) 柳田邦男『この国の失敗の本質』講談社、一九九八年。

(6) 河合隼雄『ユング心理学と仏教』岩波書店、一九九五年。

(7) 三善晃・河合隼雄「〈みんながいた、だから私がいた〉」、注2前掲書。

(8) 大場登、注2前掲書。

# 第八章

个人与社会

# 引　言

　　20 世纪六七十年代有很多日本人热心于"社会改革"，尤其是大学生，他们为此投入了大量精力。当时如果跟这些热衷于"社会改革"的人士谈"心理治疗"什么的，往往会被指责："把时间和精力浪费在一个人的幸福上""在大家出于不满而发起社会改革（也有人称之为革命）之时，消除个人不满的心理治疗对社会的影响是负面的"（当然，持这种观点的人可能有一些误会）。总言之，在伟大的"社会"面前，"个人"似乎不值一提，大家对心理治疗的评价不高。

　　考虑到跟热血沸腾的人争论也没有意义，笔者并未公开反对他们，但心里很清楚他们试图开展的社会改革是不可能成功的。当时有些人看到大学生气势浩荡，甚至产生了大学马上就会被推倒的错觉，因而惊慌失措。笔者对他们说："不要光看现在的情况，先试想想五年后的情况再作判断。再过五年，这样的混乱就平息了。"事实上五年后的日本，虽然不是什么都没变，但至少大学恢复了平静。

　　笔者并不是说社会改革毫无意义，笔者也赞同在可能的范围内改革社会。就这一点而言，笔者非常理解当时参与运动的学生的动机。但笔者无法赞同他们的主张。他们并未考虑个人与社会之间微妙复杂的关系，他们根本没有意识到社会的构成单位——"个人"的可怕之处。也就是说，他们对自身完全不管不顾，一味地思考"社会"。

　　心理治疗本来就以个人为出发点。而且,从弗洛伊德和荣格的生涯就可以知道,这个"个人"始于"自己"。无论是弗洛伊德还是荣格,他们之所以成为心理学体系的奠基人,也是由于自身的"心理烦恼"以及为治愈它而做的努力。也就是说,病痛的经历激发了重大创新,后来艾伦伯格称之为"创造性疾病"[1]。我们不能忽视他们的"个人体验"是其理论基础的一部分。源自他们个人体验的东西,对治疗其他很多人的"心理疾病"也有启发。而且,两人晚年发表了许多对社会和文化有用的言论,这也是他们与社会的联结。

　　当然,有些心理治疗师不怎么关注"社会",这是不可否认的事实。他们觉得无论如何,来访者的事情最为重要,"社会方面根本无暇关心"。

　　很久以前,笔者曾梦见自己的后脑勺被人用钝器撞击致重伤,处于濒死状态。突然醒来后,笔者寻思良久,怎么也想不出为什么会做那样的梦,只好放弃分析它,转而看起了早报。不料看到有一条新闻称,反对核潜艇入港的游行队伍中的一员在与警察争执的过程中"后脑勺被撞击致重伤"。这令笔者大吃一惊。看到这条新闻后笔者并没有马上参与游行,但开始反思自己是否过度专注于心理治疗,而疏忽了对社会现状的关注,并决心对此做些改变。笔者认为"后脑勺的一击"充分反映出那是笔者的认知盲点。不关注社会情况,心理治疗是难以成立的。

　　心理治疗所要重视的个人也是生活在社会之中的。无视社会背景，就无法恰当分析个人的事情。不过，这并不意味着应该像有些人所误解的那样，以尽早适应社会为目标开展心理治疗。即使来访者的意志和欲求跟社会的一般取向相异，心理治疗师也应该在充分尊重的基础上考虑如何是好。至于具体如何协调，归根结底要围绕来访者展开考虑。当然，这不可能马上做到。

　　要像这样开展心理治疗，心理治疗师必须充分了解社会情况，有时甚至要能针对社会情况做出批判或警告。个人问题也能反映社会问题。基于这样的认识，笔者也会针对自己透过具体的个人看到的社会情况发表看法。这些看法基本上都得到了认可。除笔者之外，也有不少心理治疗师向社会发声。当然，这里要注意的是，我们都不是社会评论家，我们的见解归根结底源于以临床心理治疗师的身份为来访者个人所做的努力，如果忘记了这一点，只能落得个务广而荒的结果。

# 一、家庭的问题

现在的日本社会中家庭问题相当严重。可以说，没有一个家庭不存在任何意义上的问题。笔者认为之所以这样，是因为日本社会关于家庭的看法发生了急剧变化，大家却未充分意识到。实际情况已经发生了巨大变化，人们却尚未形成相应的态度，继续沿用原有的生活方式，于是产生了代沟，问题一个接一个地出现。本章将着重讨论其中最本质的问题。

## 1. 家庭瓦解

论述历史非笔者能力所及，不过很多先贤已经指出江户时代[1]的日本人视"家"为自己的依靠。日本人非常重视"家名"[2]，这与亚洲其他国家重视血缘的家庭观截然不同。在日本社会中，血缘在一定程度上也很重要，但被摆在第一位的是"家"的存续。如果家主认为嫡子无能，便会将其废黜，收有能力之人为养子，让"家名"得以永久存续，让自己死后能作为祖先受到祭祀，自己的身份认同得到保障。

由于把"家"的存续摆在第一位，家主必须为之努力，家庭成员也必须服从家主命令，成员个人的意志和欲望往往

---

1　江户时代，1603 年至 1867 年。
2　家名，家的名称和名声。

受到抑制。尽管如此，每个成员都知足地生活在"家"这个集体中。在维护这种集体的团结方面，"母亲"起着非常重要的作用。也就是说，"母亲"在"家"中不仅仅作为个人存在。桥本弥生根据自身经历，论述了（母亲）被赋予超越个人的意象的同时，作为"个体"活着的意义，以及相应的困难[2]。

明治维新并没有改变日本的家庭观念。但是，第二次世界大战后，美国占领军为了废除日本的封建制度，废除了日本的"家"制度，使日本人较此前"自由"了许多。不过，"家"的瓦解也可能使人失去身份认同。日本人开始建立"模拟的家"，依靠自己所属的"模拟的家"维护自己的身份认同感，这一点可能连他们自己都没有意识到。这种情况下，"属于"哪个团体就显得非常关键，一个人的"所属"比他的能力和个性更受关注。日本男性为"模拟的家"的存续全力以赴，却无暇顾及自己的家庭，只能将它交给"家里人"负责。

二战后的五十年间，日本经济高速发展，家庭规模迅速缩小。这使许多年轻夫妇摆脱年长者的支配，获得自由的同时，也带来了一个重大问题。那就是原本由大家庭集体承担的育儿事务全部落到了小家庭的年轻夫妇身上。最近备受议论的父亲的责任、母亲的责任，以前是由包括祖父母、叔叔婶婶在内的"家"中的众多成员以及"家"所在的"村落"共同分担的。离开这些后，育儿责任全都落到了年轻的父母身上。这种情况下,如果父亲更多向家庭之外的"模拟的家"寻求身份认同感,育儿重担便彻底落到了母亲身上。于是母亲便在孩子的成长上寻求自己的人生意义。"教育妈妈"[1]作为责难母亲的词语曾在日本流行一时,但导致教育妈妈出现的正是全体日本人。

## 2. 新的家庭关系

家庭问题的来访者中,有的一开始就是因家庭问题而找心理治疗师的;有的则起初以为是个人问题,后来却发现是家庭问题。我们注意到日本的家庭问题往往深受前述日本的社会和文化问题影响。

在一些心理学研讨会上,心理学家在案例分析中提到"伟大的母亲"和"父亲形象稀薄"等时,全场氛围会突然变得严肃起来。这大概是因为许多心理学家意识到案例中的事情也可以对应到自己和家人身上。这些家庭问题具有一定的社会和文化背景。在这个意义上,笔者曾把学校恐惧症视作"文化病[2]"[3]。其实,所谓的"退休金离婚[3]"和"家

---

1 教育妈妈,对孩子抱有很高的期待、不计付出地致力于子女教育的母亲。
2 文化病,有特殊文化背景的症状,医学上被称为文化相关性综合征。
3 退休金离婚,指刚退休开始领退休金就离婚。日本新修订的《民法》规定,夫妻离婚,妻子可以根据婚姻存续的长度,分享丈夫的退休金。该法律生效以来,日本离婚率大幅度上升。

庭内离婚[1]"等现象,往往也带有"文化病"的色彩。

例如,孩子拒绝上学时,如果片面地说这孩子有问题,这孩子就成了"恶"。为了把这样的"坏"孩子改造成"好"孩子,人们会送他们去看心理治疗师。我们心理治疗师则会将这些暂放一边,先倾听孩子的话,并倾听陪同的家长(往往是母亲)的话。

有一种现象简直可以称为日本家庭的革命(这是人们在多大程度上有意识地进行的,我们不得而知)。那便是日本家庭中"个人的语言"开始被赋予生命。特别值得一提的是,日本的母亲开始用自己的语言说话了,它的意义不可估量。关于这一点,后文将结合前述桥本弥生的论文[4],围绕女性的活法来讨论。日本母亲在此之前并不发声,这也是一种"伟大的沉默",现在却逐渐发生了变化,这种变化简直可以称为革命。

我们在心理咨询室里所听到的现在的孩子的言行,对思考日本原有的"家"瓦解后该建立怎样的新家庭,颇具启发意义。

据说某个不愿上学的女初中生在她母亲正要入睡时,在其床头边踩边抱怨自己的艰辛。对母亲而言,这是不可理喻的事情,但这也可以看作在呼唤母亲觉醒。事实上,这

---

1　家庭内离婚,夫妻关系已经破裂,但夫妻双方未申请离婚,也未分居,表面上看还维持着普通的婚姻生活。

位母亲后来一改此前顺从专横丈夫的做法,努力构建新的家庭关系。

笔者曾听别的心理治疗师说过一件令笔者印象深刻的事情。有一个男高中生在家中使用暴力,当父母问为什么给予了他所需要的一切,他却还使用暴力时,他反问"这个家里有宗教信仰吗"。可以说,这是对日本家庭状况的强烈批判。

这个家庭,在父母看来,他们努力为孩子提供了他需要的东西,不仅衣食住行,文化需求也"无不"满足;在孩子看来,却缺少了最重要的东西。自古以来,"家"是日本人自我认同的基础。破坏了传统的"家",模仿欧美建立了小家庭后,日本人的自我认同怎么办呢?儿子是在质问:忽视了最重要的东西,一味追求物质上的富裕有什么用?谁能提供"某个人所需要的一切"?他认为要打破父母的这种自以为是,就只有用暴力了。

可以说,这个高中生针对这个特定"家"说的话,也适用于日本所有家庭。笔者觉得在心理治疗中与个人的对话,常常具有这样的普遍性。这些都为新家庭的构建提供了契机。

# 二、时代精神

无论哪个时代,都有被称为"时代精神"的主流观点。同一种类型的人,生活在平安时代[1]与生活在战国时代[2],情况可能截然不同。设想一下,如果织田信长生活在现代,情况会怎样? 也许会进少管所或劳改所。

心理治疗师的分析思考归根结底是以个人为主、围绕个人展开的,但还是应该对时代精神保持敏感性。有些人虽然很有才能,但反时代精神的倾向强烈,或过于勉强地配合时代精神,为此患上心理疾病。相反,也有人由于非常契合时代精神而诸事顺遂。有个说法叫"顺时而动",听上去多少带有些不好的意味儿。但如果一个人生来便具有这样的倾向,对于迎合时代潮流本身,也没必要对他作或这或那的价值判断。当然,当事人最好能清楚地认识到哪些是自身能力范围,哪些是时势的作用。因为时势有可能突然改变。人生最根本的是"活好自己",但时势的力量是非常强大的,如果无视它,就很难做到"活好自己"。不过,也没必要让自己屈从于时势。此中难度笔者常常在心理治疗中感受到。

## 1. IT 革命

代表当下时代精神的关键词,当属"全球化"和"IT 革

---

1　平安时代,794 年至 1192 年。
2　战国时代,1467 年至 1568 年。

命"吧。对一般人而言,前者的呼声很大,但影响并非那么大;后者的影响则相当深广,而且今后的影响将越来越大。面对 IT 革命这一时代潮流,有的人紧追不舍,有的人感到难以迎合,有的人放弃追随。这个问题的一大特点是,IT 革命的潮流本身含有诱发心理问题的因素,不注意这一点的话,紧跟潮流的人反而将被心理问题所苦。

IT 革命的重要因素可以分为"信息""速度"和"操作"。现代可以称作信息的时代。能比他人更快掌握更多的信息,就可以获得优势。为此,娴熟地操作机器自不必说,如何利用信息,甚至基于信息"操纵"他人,也非常重要。名取琢自的论文(5)如实地描述了生活在现代 IT 社会中的年轻人的样子。

有个人们经常讲的笑话:人们利用 IT 技术可以马上知道全世界的情况,却可能压根不知道自己身边的妻子在想什么;可以通过越来越准确的天气预报详细地预知翌日天气,却无从知道自己家里将掀起怎样的波澜;掌握 IT 技术再娴熟,也无法依靠它弄懂自己是谁。

并不是说 IT 没用,而是说对于充分运用 IT 技术也无法了解的领域,我们必须多用心。而且,心理治疗与这种领域关系密切。对此,笔者曾经说过,不要忘了 IT 革命之前还有"it 革命"。这个 it 是指 Id,弗洛伊德曾经指出过其重要性。人的心灵深处存在只能称为 it 的领域,它威胁着人的主体性。这个 it 是难以通过 IT 技术来传达的。

人的存在包含了可以利用 IT 表现的部分和弗洛伊德所说的 it。如果拘泥于 it，就不得不放弃"速度"和"操作"。反之，如果过度依赖 IT，以为做成了很多事情，总有一天要面对来自被抛弃的 it 的复仇。这可能以各种心理问题、预想不到的事故、事件等的形式出现。

可以说恢复人的存在之整体性是心理治疗的目标之一。而且，它的特点是面对面进行。活生生的人面对面是不容易的事情。正因为这样，心理治疗的面谈中心理治疗师有必要尽量整个人投入其中。也就是说，对于机器传递不了的信息也要用心获取，要有努力把握所有信息并输出信息的态度。这与本书第六章论述的咨访关系相关。

当然，通过电话或视频通话的形式开展面谈也是可能的，但必须知道这种形式在一定程度上有局限性。通过视频通话取得了一定效果的德田完二也说，至少要面对面地谈一次[6]。这是理所当然的。

## 2. 女性的生活方式

找心理治疗师面谈的成年来访者中，女性比男性多，心理治疗师或有志成为心理治疗师的人中，女性也比男性多。关于这种现象的原因，有的人认为女性比男性更适合帮助他人、包容他人，也有的人认为女性较有闲暇。笔者认为还有更根本的原因。说起来，当初笔者刚开始从事心理治疗时，常常被人说"心理治疗这种东西，不能作为男人一生的事业"。

心理治疗与时代精神、女性问题的关系有些复杂。心理治疗源于欧洲,后来传播到美国。由于欧美文化是在父性原理下发展起来的,其本质上带有歧视女性的倾向。女士优先的主张也源于女性是弱者、应当保护弱者的观点。心理治疗具有补偿时代精神的倾向,而且,归根结底心理治疗还是重视"个人",这有助于女性发挥潜能,提高自身地位。

特别是荣格的心理学,阿尼玛和阿尼姆斯的观点[7]认为女性也有潜在的男性倾向,男性也有潜在的女性倾向,强调母性原理对于补偿西方父性原理优先思想的重要性,因此吸引了非常多的女性。但是,荣格自身也并未完全摆脱时代精神的影响,有把受阿尼姆斯驱使的女性过度当问题看之嫌。

美国爆发的妇女解放运动主张女性具有从事与男性同等工作的能力,并用实际行动证明了这是可能的。荣格派的女性也参加了这一运动,批判了前述荣格的倾向。该运动现在被定位为女权运动,对日本社会也产生了深远的影响。

后来,又产生了女性走向社会后,从事与男性同等的工作,究竟是否满意的问题。男性与女性并不相同。过去通过过度强调两者的不同建立起了男权社会。女性对此发起挑战,主张女性具有与男性同等的能力。挑战成功后,女性到底是什么这一根本问题便浮现出来。

其实,男性也要面对同样的问题。社会地位、财富和家庭等各方面都如自己所愿后,自己到底是什么这一根本问题便浮现出来。当然,这也包含了男性到底是什么的问题。寻找答案的过程,就是荣格所说的个性化的过程(process of individuation),本来意义上的自性实现的过程。这是极其不易的事情,许多男性的心思都在地位、财富和家庭上,无暇顾及根本问题,或者,即使在前述问题上摔跟头了,也意识不到这是心灵的问题。因此,心理治疗的来访者中男性不如女性多。

有些女性在和男性一样投身于工作中,并由此感受到人生意义时,也不会找心理治疗师,但工作取得一定成就后,就开始思考自己身为女性本来应该怎样生活。这种倾向完全不同于过去的"男人要有男人样,女人要有女人样"的观念,也不同于在批判它的基础上建立起来的女权主义。荣格派的女性分析师研究这些问题的著述有南希·奎尔斯-科比特(Nancy Qualls-Corbett)的《圣娼》[8]、西尔维娅·布林顿·佩雷拉(Sylvia Brinton Perera)的《从神话看女性的过渡礼仪》[9]。她们认为作为现代人活出必要的"个体"的同时,活出深深扎根于大地的非个人的女性的性也很重要。

上文讲述了西方文化中女性的活法,那么日本的情况如何呢?这个问题不是这里可以简单论述清楚的。日本至今仍是母性原理很强的国家。虽然男性在社会地位和权力

等方面比女性优越,但其生存原理是母性原理优先。同时,
日本社会也深受欧美文化的影响。于是,在习惯了场面话
与真心话、表现做法与背后实际不一致的日本,父性原理和
母性原理奇妙地交织在一起。这种情况下,无法用前述道
理来说明,总而言之,日本也和欧美一样,必须认识到要探
索如何对父性原理和母性原理做个折中,探寻如何实现
自性。

　　日本历史上很长一段时期,母性的积极面被大肆宣扬,
并被强加到每个女性身上。在这种背景下,个人成为母亲
意味着什么,该有怎样的生活方式,是非常重要的问题。关
于这一点,请参考前述桥本弥生的论文[10]。到此为止一直
静守沉默的(或不得已静守沉默的)日本母亲通过心理治
疗,开始发声了,不得不说这是日本文化中具有划时代意义
的事情。笔者想,男性也应该把母亲们的发声视作与自己
的活法密切相关的东西侧耳倾听。

## 三、心理治疗与道德

有一次,笔者在中学教师的研讨会上发表演讲,被问道:"心理咨询与道德教育相互对立,您是怎么看待道德教育的呢?"这使笔者大吃一惊。笔者从未觉得两者是"对立"的,不过,笔者很理解提问者的意思。例如,道德教育主张"不可以吸烟",而心理咨询师听到中学生说自己吸烟,也会采取"包容"的态度,这在提问者看来便是两者对立。笔者不得不说这种观点对道德教育和心理咨询的认识都是相当肤浅的。

其实,只要深入思考就会发现心理治疗与道德或者说道德教育的本质是相通的。正因为如此,笔者认为心理治疗师参与道德教育是很好的事情。笔者遇到给小学生授课的机会时,便对道德教育作了思考[11]。虽然不敢说自己做得很好,但真的很关注这方面。今后如果有机会,笔者也一定试试。正如皆藤章所言[12],心理治疗与人的生和死密切相关,自然与道德有关。

由于个别青春期的孩子犯下了令人匪夷所思的罪行,社会上关于加强道德教育的呼声高涨起来。有的人甚至将过去的修身教育和教育敕语搬出来。对此,笔者无法苟同。只要想想接受了修身教育和教育敕语的日本人在战争时期对亚洲各国都做了些什么,就知道道德教育的难度了。光强调原则,并没有什么意义。

笔者认为道德教育的关键在于家庭。幼儿时期亲眼看到的与自己关系密切的大人的生活姿态,是最重要的影响因素。重要的不是大人怎么说,而是大人的实际生活状态。亲子关系淡薄的时候,道德是很难传达给孩子的。笔者认为,日本道德教育的最大问题在于亲子关系过于淡薄。无视这些问题,一味地指望学校开展"道德教育",只能说是本末倒置。

心理治疗中接触到的犯罪少年给笔者的一个感受是,他们缺乏深刻的人际关系。心理治疗中听到他们说起吸烟之类的行为时,不是肯定他们的行为,而应该暂停判断善恶是非,用心建立良好的咨访关系。建立起良好的咨访关系后,再对其行为作道德判断。

不过,如果"恶"的程度超出了治疗师容忍的限度,就有必要正面讨论它。这种情况下,治疗师本身应该严格遵守道德规范。否则,心理治疗的过程将变得含糊不清,有时甚至会带来负面影响。

## 伦理纠葛

心理治疗的很多来访者都为伦理纠葛所困扰。例如,大学生想要自己决定自己的出路,父母却反对,或帮他找别的工作。面对这种问题,大方向有两种:或者认为孩子应该为了获得独立而无视父母的意见;或者认为孩子应该遵从父母的意志。在此基础上,给予相应的劝告或鼓励。

　　这种情况下,时代精神的影响也很大。日本距今一百多年前推崇"孝顺父母",现在则主张"独立"。心理治疗师必须非常了解当下的时代精神和文化背景,但终归是尊重当事人自身的判断为好。不过,不能马上说出来,而应该引导当事人忍受纠葛,深入分析两种做法。这在心理治疗中是非常重要的。

　　这不是单纯的选 A 还是选 B 的问题,无论选哪一个,都要考虑随之给他人造成的伤害。理论上讲,认定了某一种是"正确"的人会认为自己的行为是"正确的",便难以顾及他人。

　　有时忍受着伦理纠葛探讨各种方向的过程中,有可能认识到并非二选一,并意外地发现新的解决之策。心理治疗师经常经历这样的事情,忍受伦理纠葛的能力很强。

　　在此基础上便产生了皆藤章所说的"观念上的道德"[(13)]。现代社会价值取向多元化,做某种决定时很难断定什么是"正确的"。但这并不意味着什么都好。伴随自己所做的选择而来的是自己的承诺和责任。因此,最好从孩提时代开始训练一个人对事情作出自己的分析和判断,并对结果负责。这种情况下,主体必须全面参与其中,不能只是停留在知性判断上。开展道德教育时,引导孩子们将"观念上的道德"付诸实际行动,对他们的人生是很有意义的。

# 四、个人中的社会

分析个人与社会的关系时,自然会想到个人生活在社会之中,要注意的是,"个人中的社会"这个角度也不能忽视。尤其是心理治疗,绝对不能忘记这一点。

某个新入职的公司职员,由于职场人际关系不顺,觉得工作没意思,不想去公司,于是找笔者咨询。她说,作为新员工她努力争取发挥作用,但是虽然没听到别人明说"一个女人还……""新人闭嘴"之类的话,她还是在无声中感到压力,逐渐失去了干劲。听了她的话,笔者感到她心中有一个"社会",她在与那个社会的关系中摸索自己的活法。

她内心的"社会"与外在的"社会"之间存在微妙的关系。这种关系的状况有力地影响着她的人生。在这种微妙的关系中摸索活法,是心理治疗的工作之一。

心理治疗师听了她的话后,不会劝她说"离开那样的职场吧"或"日本的企业无论大小都是这样的,你就忍一忍吧"。心理治疗师会介入其中,跟她一起分析她内心中的社会和社会中的"她"如何变化。如果用通常的方法找不到突破口,便会借助梦、箱庭、绘画等意象。心理治疗过程中,"她内心中的社会"会发生变化,会变得更加容易协调。

这种变化有时是慢慢发生的。有些来访者说到"企业也发生了很大变化"后,马上会说"说到变化,我好像也变了"。有些来访者会因某个契机而发生急剧的变化,诸如与上司吵架、发生了意外事故等等。但是，这种情况下，虽然外部看上去是突变，其实是内部一直在慢慢变化，当变化达到顶峰时，就以这类事情表现出来。或者也可能在她决意辞职时发生。无论得出怎样的结论，她都必须调整好自己的姿态，与内心中的"社会"好好相处。

在跟来访者一起经历这样的过程时，心理治疗师更重视的还是来访者的个人之路，但对这个社会的情况、时代精神、地域特点等也必须有足够的认识。我们也可能在陪来访者前行的过程中加深认知。过程中我们也可能需要看书，因为是在与活生生的人交流的过程中读书，能深切地感受到知识活了起来。心理治疗师必须一直保持求知欲。

可见，前文提到的一些观点，诸如认为心理治疗师只顾着应对"个人"的事情，必须多考虑社会的事情，或者认为只有改革社会才能实现个人的幸福，所以心理治疗师是无用的……这些观念并不成立。

个人与社会的关系超乎想象，不能只考虑其中一方，而忽视另一方。心理治疗师必须充分了解社会，还可以针对自己通过具体的个人看到的社会情况，向社会发声，为社会的改革做贡献。

**注**

（1）H・エレンベルガー『無意識の発見——力動精神医学発達史』上・下、木村敏・中井久夫監訳、弘文堂、一九八

○年。

(2) 橋本やよい「現代社会と母親の語り」河合隼雄総編集『講座　心理療法　第八巻　心理療法と現代社会』岩波書店、二〇〇一年。

(3) 河合隼雄「〈文化の病〉としての不登校」河合隼雄編『不登校』金剛出版、一九九九年。

(4) 橋本やよい、注 2 前掲書。

(5) 名取琢自「情報機器の光と影」、注 2 前掲書。

(6) 徳田完二「〈いやな自分〉イメージが強いとき」河合隼雄『閉ざされた心との対話』講談社、一九九九年。

(7) 荣格进行梦的解析时注意到男性的梦中出现的女性形象具有特别的意义。他认为这不仅显示了男性心中的女性成分，有时候也可以解释为他的"灵魂"的意象。歌德所说的"永恒的女性"就是一个典型的例子。于是，荣格用拉丁语中表示"灵魂"的词语"阿尼玛"来命名这种女性的原型。他认为对女性而言，男性形象也有同样的意义，并命名为"阿尼姆斯"（阿尼玛的男性型）。

(8) ナンシー・クォールズ−コルベット『聖娼』菅野信夫・高石恭子訳、日本評論社、一九九八年。

(9) シルヴィア・B・ペレラ『神話にみる女性のイニシエーション』山中康裕監訳・杉岡津岐子他訳、創元社、一九九八年。

(10) 橋本やよい、注 2 前掲書。

(11) 河合隼雄「道徳」河合隼雄・梅原猛編著『小学生に授業』小学館、一九九八年。

(12) 皆藤章「心理療法と道徳教育」、注 2 前掲書。

(13) 同上。

# 后　记

　　本书由笔者主编的《讲座　心理治疗》(全8卷)每卷卷首的概论修改而成。

　　现代社会中心理治疗的必要性及其意义,笔者已在本书的"前言"作了论述。这个讲座主要讨论心理治疗最主要的八个方面的内容,邀请实际活跃在日本的心理治疗师自由阐述他们通过实践得来的观点。因此,讲座内容本身的难度属于中高级。笔者抱着起些解说作用的想法为各卷写了概论,作为桥梁,帮助读者理解。在这个意义上,本书的内容适合称为"入门"。不过,正如笔者在"前言"所说明的,本书中有不少不同于一般入门书的内容,有些探讨较为深入。

　　笔者主编这套丛书的过程中,看到各卷投稿者的论文,都觉得非常有意思,并为日本的心理治疗所达到的水准而深感高兴。

　　笔者1965年从瑞士回到日本的时候,一般人并不理解心理治疗。而如今心理治疗已经非常普遍了。有些人认为这说明现在人的苦恼太多了,这是一个"不好的时代"。但笔者并不这么认为。简单地说，由于物质丰裕了，人们有余裕关注内心层面了。人只要关注内心，便会发现烦恼。值得庆幸的是，我们可以通过克服这些烦恼，让内心更加丰富。心理治疗就是帮助人们实现这样的过程的。

　　本书有些地方，是笔者从讲座的执笔者的论述中得到启发后，参考展开的论述。对于这些，笔者力争让没读过原书的读者也能理解。如果读者读了本书后想进一步深入了解相关内容，敬请阅读前述讲座。笔者将深感荣幸。

　　本书成书过程中，深受岩波书店上田麻里编辑的关照，在此深表感谢。


河合隼雄
2002 年 1 月

# ［演讲］蛰居与梦
## ——现代人的处方笺

## 蛰居的意义

这里（甲南大学心理咨询中心）的演讲我每年都会来，很荣幸每年都受邀做主题演讲。当我看到这回的主题是"蛰居与梦"时，不禁赞叹这个主题选得好。最近报纸上经常出现蛰居族的话题。人们普遍把蛰居族视作当今的社会问题："如今'家里蹲'的年轻人越来越多了""连学校都不去也太不像话了"。其实，过去蛰居给人的印象好很多，蛰居在人们眼中是很正常的，那种既不蛰居也没有理想的家伙才不行。我觉得我们有必要好好认识蛰居的积极意义。

我们这个时代存在两种极端：一方面大部分人普遍缺少"蛰居"的体验，另一方面有些人总想宅在家中。一种是不喜欢待在家中，喜欢出门工作，另一种是什么事也不做，一直宅在家中。如果有可能的话，适中是最好的。我甚至觉得这种两极化正是现代社会之所以出现那么多"家里蹲"的重要原因之一。减少"家里蹲"的最好办法就是我们先理解"家里蹲"。

你们觉不觉得现代人什么也不做、单纯发呆的时间太少了？有些人总觉得什么都不做净发呆是不好的："我又偷懒了""早知这样，做点什么就好了"。有时候这个也想做，那个也想做，便一心两用：边看电视边做事，边听音乐边做事，边看体育节目边做事……久而久之，便很少专注地做一件事情，做事情的效率就大打折扣了。其实，反正是糊里糊涂的，与其这样，不如什么也不做，正儿八经地发个呆。

我现在每周都从京都坐新干线去东京，一路上基本不受任何人打扰，可以尽情地发呆，这真可谓一大幸事。偶尔遇到认识的人兴奋地过来跟我打招呼，我便会说"我有点事情要做……"（笑），然后专心发呆。实际上这也确实成了我的工作内容之一。

当然，蛰居也分积极的和消极的。不知道在场的各位有没有遇到这种情况。如果自己的儿女成了"家里蹲"就苦不堪言，笑不出来了。严重的"家里蹲"会成天待在屋里，拉上窗帘，弄得大白天也跟夜晚一样暗。当然，为了活下去，饭他们还是吃的。他们几乎不跟家里人说话。如果一不小心跟家里人碰面，家里人打招呼说"早上好"之类的，他们便会露出一脸嫌弃，马上躲回房间。这样的蛰居族，谁家遇到都够呛的。我想一定有人为此不知所措，苦恼不已。

## 闭门做梦的地方

伤脑筋的终归伤脑筋,不过,世界上也有一些关于蛰居具有重大积极意义的故事。为了这个演讲,我今早开始重新翻看了我和氏原宽以前翻译的《梦——超越时空的旅途》[(1)]。

这本书展示了闭门做梦是多么美妙的事情。它收集了世界各地关于梦的故事。基督教文化中的梦、伊斯兰教中的梦、埃及和希腊的梦⋯⋯还有绝对不能遗漏的美洲原住民(这本书用的还是"印第安"一词)的梦。

特别值得一提的是,澳大利亚原住民文化非常重视似梦非梦的状态,好像是叫 dreaming、dreamtime[1]。澳大利亚原住民不是在我们所说的普通的意识状态下打招呼说"你好"之类的,他们拥有共同的梦幻状态、梦幻世界观。我曾问一个去过澳大利亚的人具体去了哪里,他告诉我他去了阿纳姆地,给我很大感触。"啊,睡眠岛"[2]这个名称是不是很好啊?(笑)原住民居住的阿纳姆地,我们进入它的世界

---

1　dreamtime,早期人类学家提出的术语,指由澳大利亚原住民信仰的宗教所产生的世界观。澳大利亚原住民相信世界是在这一时期被创造出来的。"梦世纪"故事可追溯至 5 万年前,在澳大利亚的旷野大地上流传至今。

2　阿纳姆地,位于澳大利亚北海岸线半岛地区。这片辽阔的土地拥有漫长的海岸线,偏远的岛屿,一直为澳大利亚原住民拥有,是世界上为数不多的未被现代文明污染的最后处女地之一。英文 Arnhem Land 的发音与日语"啊,睡眠岛"发音相近。

之前可能对它有误会,到那里后就知道是怎么回事了。

不过,我们不能生活在那种状态中。也就是说,回到这里(日常)后就不能继续保持在阿纳姆地时的状态。我们所处的社会认为头脑清醒地听他人说话并思考判断是很重要的。不过,任何文化都包含闭门做梦也很重要的观点。这一点,可以说是全世界共通的。虽然大家都过着普通的日常生活,却对到某地蛰居做梦充满向往。在特别的地方做梦,把梦当作神佛的馈赠。

你们可能马上会想到"梦殿"。据说,圣德太子就是在那儿做梦的。长谷的观音也以蛰居和梦闻名。据说到长谷的观音那儿蛰居 100 天,就能在这期间从梦中得到神谕。以前的故事很多都会提到梦。人们依照梦的指示做各种事情。古老的《古事记》[1] 的故事中也有人们依照梦中的神谕做这做那的情节。

### 灵活利用梦

有趣的是古代也有人跟现代人一样若无其事地利用梦。例如,《源氏物语》中源氏初次遇到紫上并喜欢上紫上的部分。紫上似乎正在追逐蝴蝶,可爱的身影突然出现在源氏面前,令源氏一见钟情。当时紫上还只是一个七岁的

---

1　《古事记》,日本现存最早的史书。由稗田阿礼奉天武天皇之命口述,由太安万侣奉元明天皇之命编写,于公元 712 年编纂完成。《古事记》包含了日本建国的神话传说,以及从神武天皇到推古天皇的历代天皇历史。

孩子,自然不能马上结婚。源氏称想要培养这个孩子,把她带回了家,用心养大后跟她结了婚。

　　源氏第一次见到紫上,便想把她带回家,却不便唐突地说出来。在寺院里向和尚提出把小姑娘带回家,就得说出个理由。当时源氏找的借口就是梦。他明明没有做梦,却说:"昨晚,我做了一个不可思议的梦。"并说:"从这个梦看,我无论如何必须把紫上带回去。"接下来的发展非常有趣。"和尚听后微微一笑说:'这个梦真是不可思议啊。'"这个微笑非常妙。和尚用这个微笑表达"我知道了"。

　　有意思的是,英文翻译省略了"微微一笑",只译了"做了一个不可思议的梦""这个梦真是不可思议啊"。这可能是由于英文译者没有领会这个"微微一笑"的微妙之处。在我们看来,如果和尚不微微一笑,就没意思了。翻译确实挺难的。我同时看了原文、现代日文和英文版的《源氏物语》,觉得英文版有些地方译得很好,但这么有趣的地方省略了有点可惜。

　　当时的人强调梦的重要性,并巧妙地利用梦。例如,如果不想去某个地方,"梦见凶兆"就是很好的托词。假设我今天不想来甲南大学,如果直白地说"我实在不想去,不去了",肯定会惹怒大家,但如果说"我做了一个不太吉利的梦,实在没办法",那便是无可奈何的事情,因为做了不吉利的梦。

　　我想,当时的人在某种意义上活得很容易。当然,如果总借口"梦见凶兆",大家慢慢地就明白了,就会敬而远之,所以,他们是在最恰当的时机巧妙地利用梦为借口。别的故事中也可以看到很多这样的例子。明明没有做那样的梦,却说因为那样的梦,所以自己如何如何。自己想去某地,就说梦见了凶兆,所以要去某地。《真假鸳鸯谱》(我曾写过关于此书的书[2])中也出现过类似的情节。这些是否意味着他们认为梦是可以随意利用的呢? 倒也不是,他们是真的相信梦,在此基础上充分利用梦。在这一点上,我觉得以前的人很厉害。我想我们也应该灵活运用不同的梦。

## 明惠上人的蛰居与梦见死亡的体验

我想举一个真实的例子,那便是镰仓时代的明惠和尚[3]。我非常喜欢他,记得以前也在这里提到过他。他生活在十二三世纪,逝世时虚岁 60 岁。他从 19 岁到 59 岁一直坚持记录自己的梦。这是非常罕见的。我想这在全世界也是绝无仅有的。

明惠的梦的记录保存至今。如果遇到展览会展出,我建议大家可以到现场去看一看。非常有感染力。有些记录的旁边还有后来追加的补充说明、绘画或诗作,这种记录方式令我赞叹不已。他还写下了自己的解析。明惠真的非常重视梦,也非常重视"蛰居"。

明惠是镰仓时代成为和尚的,那时他的双亲已经去世。他父亲死于源平之战,母亲病故,他 9 岁便去了寺院。进了寺院也不能马上当和尚,他是在 16 岁时真正成为和尚的。明惠聪慧过人,饱览群书,备受赞誉,声望越来越高,但他却开始不喜欢和尚了。

他为什么不喜欢和尚呢? 当时的和尚叫"学僧",明惠那样学识渊博的和尚备受大家敬重,经常被宫廷或达官贵人争相邀请,讲讲经说说法就能收到很多报酬。另外,学僧的地位上升后,可以做加持祈祷,经常被人请去驱邪祛病。和尚虽不是医生,却做医生的活儿,并得到丰厚的回报。所以,这些和尚都很有钱。

人有了钱后,如果不够谨慎,很容易堕落,这些和尚也不例外。而且,宗教还有一个特别之处,那就是越了不起的教义越能吸引人,这使宗教组织不断发展壮大。组织的发展壮大带来积攒财富和提升地位的机会。于是,正如明惠气愤地写下的那样,当时的和尚普遍衣着饮食讲求华丽奢侈。学问方面也形成了虚荣浮躁的风气,大家热衷于炫耀自己所读之书,为自己读了他人未读之书而得意。简言之,宗教作为一种组织,其结构越牢固就越容易腐败。

明惠非常厌恶这种氛围,有一段时间他甚至想要还俗,离开寺院。不巧的是,每当他想要离开寺院,不是出现蛇让他走不出去,就是有奇妙的事情发生,最后实在没办法,只好"蛰居"。他在和歌山的深山老林中的白上峰搭建了一座草庵,开始隐居生活。我曾去过那里。那里现在并不是特别偏僻,似乎走走就到了。但当时真可谓深山老林,一个人住在那里并非易事。他甚至不怎么吃喝。当然,村里的人都非常尊敬他,时不时给他送些食物,他也不拒绝,但他基本上闭关不出。

明惠仪表堂堂,这样一个相貌好修行高的和尚自然很受女性欢迎。明惠为自己外貌的魅力而苦恼不已,乃至想要改变自己的容貌,并想到了割耳朵这个办法。结果他真的在别的和尚面前把左耳割了下来。他就是这样一个有魄力的人。不过,强烈的痛感令他开始反思自己是否错了。不料他梦见普贤菩萨说:"不,你没做错。"这个梦让明惠更加坚信这是自己要走的路。

此外,还有一件事情令我感触颇深。长期禁食、割自己耳朵、唾弃自己身体的明惠,曾在对身体的厌恶之情忍无可忍时,决定自杀。当时年仅 13 岁的他说了一句有趣的话:13 岁便"年已老"。他感到自己已经上年纪了,想做的事情都做了,可以死了。

当时的墓地,只有大人物才修建坟墓,普通人一般直接曝尸。遇到野狗或狼便被吃得什么都不剩。明惠来到一处这样的墓地,找了个位置躺下来,静待野狗和狼来吃自己。13 岁便想自尽的明惠等来了野狗和狼,但它们只吃死尸,并不吃活人,根本没有走近明惠。明惠只好放弃自杀。

有趣的是,明惠 16 岁时梦见自己的身体被狼吃了。他梦见自己躺下后狼便来了,并大口大口吃了起来。这里我有一个疑问:梦中躯体被彻底吃掉的场景,是谁看到的呢?

梦见自己死去的人不少,但鲜有人做梦做到这样的程度吧。
《日本灵异记》的作者景戒和尚梦见自己死去后在火葬场被
焚烧,但焚烧并不顺利,他只得努力让自己燃烧得彻底一
些。也就是说,景戒梦见了自己被烧与自己烧自己两种情
况。这种梦见自己一分为二的情况也是有的。景戒梦见自
己为了让自己的身体烧起来而将它移到火焰处。

　　这种梦象征着通过完全抛弃自己的身体、彻底否定自
己的存在,实现重生。做这种梦的人确实不少。但梦见自
己完全死去的人却很少。很多人都会在梦见死亡临近时醒
来。梦见有人砍过来,大叫"啊,好痛"的同时,一般会意识
到此时不醒来就很危险,便会醒来,慢慢恢复意识。所以我
们一般不会梦见自己彻底死去。明惠和景戒这样的人能进
入非常深层的梦境,所以能梦见自己完全死去。

　　关于自己被狼吃掉而彻底死去的梦,明惠曾写过与弗
洛伊德相似的话,即梦具有满足人的愿望的意义。弗洛伊
德所说的满足愿望,是指想吃点心就吃点心,想做爱就做
爱;而明惠所说的愿望是完全抛弃身体彻底死去。他说这
种愿望可以在梦中得到实现,这一点非常有趣。

　　明惠的"蛰居"非常彻底,否定肉体,否定自己的存在,
甚至到了做那种梦的程度,这样自然会生病。他生病后,本
以为治不好了,不料梦见一个印度和尚让他吃一种非常可
口的粥,正当他赞叹粥的美味时,从梦中醒了过来,病就
好了。

这次经历改变了他的观念,他认识到必须爱惜身体。明惠此前不仅在衣着方面,就连饮食方面也完全否定自己的欲望,此后他开始认真对待饮食。当然,这是为了活着而吃,而不是为了吃而活着。当他开始承认饮食之欲时,就在梦中体验到"粥吃起来非常美味"。

## 同时代的明惠与圣方济各

明惠在世时佛教腐败,僧侣大肆敛财、追名逐利、锦衣玉食,当时基督教也处于类似的情况中,基督教的神父也非常腐败,他们建立起庞大的教会,吃美食着华服。对此,意大利亚西西的圣方济各[4]勇敢地开展批判。圣方济各生活的年代与明惠相同。同一时代的不同地方出现了相似的人,真是不可思议。

圣方济各与明惠在某些方面非常相似:食粗茶淡饭,着粗衣陋服,过着迥异于同时代宗教人士的生活。而且,他们都非常重视做梦和蛰居。圣方济各也曾多次冥想。截然不同的地方、截然不同的宗教中出现了如此相似的人,这真是非常奇妙的事情,有机会的话我还想再谈谈。

他们还有一个相似之处,那便是他们的人生中都有非常重要的女性。而且,在与这些女性没有肉体关系这一点上也相似。明惠身边有许多优秀的尼姑,圣方济各身边则有几位很优秀的修女。其中一位名叫克拉拉。这位克拉拉与明惠生命中的善妙相似。

　　顺便说一下,圣方济各至死都对讲究饮食衣着持否定态度,明惠则如前所述,后期还是持肯定态度的。此外,后鸟羽上皇在京都修建了高山寺,请明惠前往。明惠此前一直蛰居,这时却想到要入世,为世俗社会做贡献,并在 30 多岁时接受了后鸟羽上皇的邀请,来到高山寺。这一点上,明惠与圣方济各稍有不同。

　　有趣的是,彻底否定讲究饮食的圣方济各临终前肯定了吃美食这件事。在他最后的日子里,除克拉拉之外,还有一位女性对他而言非常重要,吃了这位女性做的点心后,他说非常美味,并带着愉快的心情死去。明惠则不同,他住到高山寺后,便开始与上皇和天皇等人一起享受美食。不过,在蛰居和梦这两项最根本的体验方面,两人是完全相同的。

## 蛰居处方因人而异

　　就上述意义而言,明惠的生涯真的非常了不起,他说的话也很有意思。他喜欢独自生活,很少收弟子,却深受世人敬仰,吸引来许多人。他有一个弟子叫喜海,喜海原本希望像师父明惠那样宁静度日。不料,随着越来越多的人聚集到明惠身边,周围日益嘈杂,这使喜海闷闷不乐。于是,喜海对明惠说:"我不喜欢生活在这样的环境中,还是想独自修行。我打算离开大家,独自蛰居山中。"明惠道:"蛰居山中的确非常好。但是,独自修行往往没什么效果。"至于原因,他说:"这样难免自高自大。如果长期独处,即便自以为是地走上了迷途,也没有人及时制止。如果和大家待在一起,即使想自行其是,周围人也会提出各种意见,兼听大家的意见有助于修正自己的观点。所以,你最好不要独自蛰居山中。"喜海听了明惠的话后放弃了进山蛰居的想法。明惠的这个说法有意思吧?

同样是蛰居,在明惠留存至今的书信中,我们还可以看到他的另一种建议。一个姓井上的尼姑非常崇拜明惠,她在给明惠的信中写道:"我想蛰居。"明惠回信道:"那太好了。请务必蛰居。"他说离开周围的人蛰居修行是一件非常重要的事情,非常赞成她蛰居。

这两件事看似相互矛盾,我看到记录后却越发觉得明惠了不起。那位尼姑大概身份地位很高,身边总是有人。明惠认为,那样的人最好去山中体验蛰居,而喜海这样从一开始便独自用功的人,还是选择与大家共处为好。明惠就是这样有针对性地给人提建议的。

明惠的建议对我们也适用。我们也常常困惑于蛰居到什么程度为宜,与大家共处到什么程度为宜。这些其实无法一概而论。长期蛰居的明惠能根据不同情况作不同考虑,真的很了不起。

## 梦的层次

我认为,明惠了不起之处在于他看清了任何一种选择都有两面性。明惠曾打过一个比方。

　　两个旅人一起前往某地。其中一人快步急行,另一人途中累了,便躺在大石上睡觉。梦中大石突然飞了起来,将他送到目的地,这实在太轻松愉快了,以至于他悠悠地睡了许久未醒。不过,再怎么愉快,实际上只行进了一点儿。当他醒来时,另一个旅人已经到达目的地。明惠用这个故事比喻光躺下做梦是做不成事情的。

　　那么,如何看待闭门做梦呢? 如果套用上面这个比喻,那就是当别人努力买股票赚大钱时,如果你光闭门做梦,一分钱也赚不到。光闭门做梦,能做成什么? 有趣的是,这样的话是从明惠口中说出的。不过,说到他自己做什么时,他还是说闭门做梦。

　　值得注意的是,虽然都叫"做梦",当事人的态度却千差万别。要去某地时想到乘坐石头前往是非常容易理解的愿望。希望很有钱,身边美女如云这类的愿望,也是很容易想到的。这种愿望也叫做梦,但我想明惠要说的并非这种大家喜闻乐见的梦。实际上,明惠记录的梦是不一样的,是更深层的。身体如愿以偿地被狼吃光,与买了一些股票赚了钱,这两件事情的性质全然不同。因此,明惠曾在说教中明确地说过并不是闭门做梦就可以了。这是我非常欣赏明惠的地方。

　　光顾着说明惠的事情了,再来看看刚才提到的《梦——超越时空的旅途》。书中提到美洲原住民经常谈到梦。而且,美洲原住民和澳大利亚原住民会对梦作一定程度的划分。例如,大梦与小梦。美洲原住民做梦后会向巫师报告。如果没梦见什么大事情,巫师不予理会,如果做了非同一般的梦(大梦),巫师会叫来全村的人,告诉大家当事人做了怎样的梦。也就是说,同样是个人所做的梦,有些会被视作与全族有关的梦,有些则会被忽略。用我的话说,梦的层次不同。

并不是怎样的梦都好,它们的层次是不同的。过去的人认为梦非常重要,是神谕,近代以来人们认为这种观点很愚蠢。有些愿望,人们可以在现实生活中依靠自然科学实现,而无须寄望于梦。如果想去某地,在睡梦中乘坐石头无济于事,只要坐上飞机很快就到了。于是,人们日益重视自然科学,认为梦并不重要,嘲笑痴人说梦。当大家都这么认为时,弗洛伊德却说,不不不,梦很重要。

## 意识变异状态

说到如何看待梦,实验心理学家查尔斯·塔特(Charles T. Tart,1937—　)写了《意识变异状态》(Altered States of Consciousness)一书。对现代人而言,它比弗洛伊德和荣格的观点更容易理解。弗洛伊德使用"无意识"一词表达,查尔斯不说"意识""无意识",而说意识的状态不同,意识的水平在变化。现在你们大家听我演讲,是在听取外部传来的内容,进而作出判断,或记忆或忘记。当意识不再是这种状态,意识的水平发生变化,意识逐渐下沉至深层,塔特称之为意识变异状态。

　　这种情况确实存在。当我们慢慢入睡，世上的事情变得无关紧要，睡眠进一步加深时，父亲可能变成朋友。现实中父亲与朋友绝对不是同一回事，但是当意识下沉到某个程度，有可能觉得父亲和朋友相同。下沉到一定程度时，甚至可能出现刚才提到的，死不再是不好的事情。虽然从现在对活着的理解上看死是不好的事情。

　　意识再下沉的话，可能出现以男性自居的人，梦中却是女的，以女性自居的人，梦中却是男的。这种情况常有。我作过大量梦的解析，知道梦中变成异性的人非常多。一个男性设想自己是女性与梦见自己是女性，醒着设想自己死了会怎样与梦中真的看到自己的葬礼，是截然不同的。梦的有趣之处就在于，梦见的内容是伴随着真切的实感的。

　　梦中的内容具有实感，这是它非常了不起的地方。对于梦的内容，如果只是感到好玩，反应停留在"我做了一个奇怪的梦。梦见我爸爸变成了我的朋友，哈哈哈"这样的层面上，那也行。不过，也有人并非如此，而是想"难得父亲变成了朋友，我要看得仔细些，看看有哪些不同"。一般情况下，如果意识水平下降，头脑会迷糊起来，但塔特等人指出，对宗教人士而言，修行的内容之一就是"无论意识水平如何下降，都要保持头脑清醒"。禅宗的僧人坐禅时，是不可以睡的。睡着的话，身体会猛地晃动，但也不同于醒着，而是以半睁眼的姿势专注地持续坐禅。这时意识进入变异状态。塔特等人指出这是在头脑保持清醒的状态下体验意识水平下降,这使现代人开始理解梦还具有这样的意义。

## 做一个普通人不容易

我们是作为人活着的,说来,作为一个人活着真是不容易。遇到生病的人,我们就能体会到正常地活着有多么难得。

假设遇到一个精神分裂症患者,他已经康复得差不多了,可以找份兼职做。如果去兼职,工作本身不成问题。那么难在哪里呢?难的是人际关系。例如,他打招呼说"早上好"。说完后,对方回答说"啊,下了雨"。正在下雨的时候,对方说"下了雨",该如何回答呢?如果没下雨的时候,对方说"正在下雨",可以说"现在没下",但正在下雨的时候,对方说"正在下雨",难道回答说"赞同"吗?(笑)也许可以说"还会下"。连这样的小事儿,也要一一考虑,真的很不容易,是吧?

一般情况下,对方说"要下雨了"时,我们都会不假思索地说"嗯,会下雨"。很多事情我们都是这样不假思索地做的,精神分裂症的人则会一一考虑。日本人有时会随口问对方"您住哪儿",其实,这种时候回答说"呃,这个嘛"就可以了。但精神分裂症的人却可能回答"精神病医院"。说来,他们也确实是从精神病医院出来的,并没有撒谎。

只要想到撒谎,就会不自然。所以,即使只是一般的交谈,被问到"您住哪儿"时,他们也会支支吾吾"哈……

啊……"。这样的话，大家都会觉得这人很奇怪。这样就会影响工作的正常开展。工作本身他们是能应对的，而我们在日常生活中觉得很普通的事情对他们而言却很难。

这样看来，我们日常做的事情还真的很了不起。见到朋友，我们会说一些寒暄语，诸如"会下雨呢""会下雨啊"等；看到朋友的衣物破烂不堪，我们也会适当地恭维说"很好啊"，而且，并非赤裸裸的恭维，而是恰到好处的；某人不在时，我们可能与别人一起说他的坏话，而他一来，我们又能转而跟他谈论其他人。日常中我们自然而然就这样做了，其实仔细想想这还挺不容易的。

不过，如果总是这样，我们很可能会与真正活着的自己渐行渐远。如果说话总停留在"要下雨了""那家伙真不行啊""这衣服真不错""赚钱了吗"的程度，就只活在了自己的表面，忘记了自己活着究竟是怎样的。那么，要将它与更深层联结起来该怎么做呢？可以说，那就要蛰居，要做梦。

简单地说，日常中我们力争正常地活着，有时甚至刻意地活在自己存在的表面。而且，如今活在世上要做的事情太多了，真的很不容易。要是以前，起床后跟在父亲后面，听到父亲说"明天会下雨"，如果真的下起雨来，便会觉得"父亲真了不起"。那样就可以了。现在却不同了。听到父亲这么说后，现在的人可能会思考父亲说的对不对，网上是怎么说的，那家伙赚钱了，真令人讨厌。想着想着思绪就飘了。结果，我们总是做一些与真正认真生活相去甚远的事情。当一个人突然意识到这些，就得蛰居了。

## 慢慢地回归

很多蛰居族都不懂自己为什么闭门不出。他们也说不出为什么就是不想去学校，即使去了也觉得没什么意思。如果勉强去了，身体往往会出现不适，或头痛，或肚疼。这并不是装病，而是真的不适。

我经常与这样的人面谈，还挺不容易的。对他们说"好歹去去学校吧"，他们可能会反问"学校是什么"。被这么一问，我也开始思考到底是什么。慢慢地我可能也会觉得去了也没什么用。"别这么说，至少拿点学分吧。""拿到学分又如何？""你这样的话，就找不到工作啦。""工作干嘛呢？""是啊"，慢慢地我觉得他们说的也有一定道理，于是开始思考蛰居是不是最适宜的。对我们而言，自然是坚持读完大学，毕业后工作为好，但同时又觉得他们说的也没错。

此外，有趣的是蛰居族其实是想去学校的。没有人能满不在乎地悠然闭门在家，并认定这样才是正确的生活方式。蛰居族其实都有出去的意愿，这一点不能忽视。不过，他们虽然想去，但如果受到逼迫，就会产生抵触心理，结果就是想去却做不到。面对这样的人，我们到底应该怎么做呢，这实在令人为难。

与这样的人面谈是我的工作内容之一。面谈时最重要的是，不要急着主张蛰居的人应该去上学，应该早点去。不管怎样，他现在的情况就是正在蛰居，我的态度是蛰居并不是什么坏事，也不是什么好事，没必要自以为是，也没必要自卑，轻轻地说一声"嗯"，坐到他身边是最合适的。如果我们能做到这样，他们就可能愿意开口说话。如果我们说"你就不能努力点儿吗？你父亲可是兢兢业业工作的人"，他们很可能回答"什么嘛，那种人"。所以，最好不要那样劝说他们。问一声"你好"，应和一声"嗯"，坐到他身边，慢慢地总能一点一点地交谈起来。

这种情况下，如果操之过急，往往会出问题。例如，聊起来后，听到对方说"书我也看的"，便看向书架，上面可能摆放着太宰治啊村上春树等的书。看到摆了不少，便问"啊，你看村上春树的书？""嗯，我看。""××很不错啊。""是很不错呢。"能这样交谈就很好了。谈到这里，有些人会以此为契机劝说对方去学校："你读日文（专业）的话，可以写村上春树的论文。"于是，蛰居族可能就重返学校了。

这里有一个真实的故事。一位大学日语老师去找蛰居的学生。刚好那个学生看的书，老师也喜欢，两人谈得很投机。老师便说："你到我的研究室来，我们谈一谈吧。"后来学生真的去了。他们在研究室谈得很投机，老师提议说："过几天到我的讨论课来吧，在课上说几句。"学生回答道："这样行吗？好的，我去。"那个学生在家看了很多书，说的内容也很有趣，博得了大家的肯定，开始频繁去学校。老师也非常开心，可他刚庆幸"蛰居的家伙终于肯来学校，跟大家说话了",那个学生却突然不去了。

老师担心起来,问他"为什么",学生答道:"我想死。我觉得去学校一点意思也没有。虽然大家都跟我说话,老师也为我感到高兴。但我一点都不觉得有趣,与其做些事儿,我不如死了好。"老师听后激动地说:"今天我就留在这儿了。"于是师生俩共处一晚。慢慢交流的过程中,那个学生终于说:"我感觉老师您在拉拽我。我想放慢脚步。老师却拉了我一把,带我走了出去。让我在大家面前发言,让我高兴,让我像小丑一样跳舞,不是吗?"听到这话,老师也深刻地反省,道歉说:"是我不好。可能如你所说,我做了大学教师不应该做的事情。"

老师回去后,正思考接下来如何是好的时候,接到了学生的电话:"既然老师明确地说自己做了身为大学教师不应该做的事情,我想投诉您。我要投诉。"老师大吃一惊,学生又说:"老师您自己说的,做了身为大学教师不应该做的事情。所以,我要投诉。"就这样,事情突然发生了180度大转变。

为什么会出现这样的情况呢?蛰居族一直待在自己的世界中,突然被带到众人之中,那种情况就像原本在深海的潜水员猛地蹿到海面,一定会生病的。这种情况只得让他慢慢上升。这个学生的确对老师心怀感激。老师把他带了出去,他心中一定庆幸得到了老师的帮助。但如果这种喜悦冷却下来,他开始寻思那到底是怎么回事,就可能出现彻底反转,甚至打算"投诉"老师。明惠说一个人蛰居很危险,说的就是这种情况。如果独自蛰居,会发生一些没法应对的事情。所以,不能那么做。

我们去找蛰居族面谈时,不必慌张。难得蛰居,那就慢慢体验吧。不过,也不必因为正在蛰居,就让他别出来。要陪着他,让他像潜水员一样,慢慢地从深层的世界走出来。众所周知,如果让冻伤的身体突然热起来,一定会出问题的。冻伤的人只能慢慢暖和起来。我们让蛰居族回归正常生活的同时,也要让他们珍惜蛰居的体验。

蛰居族的家人非常不容易,往往容易焦虑。家人总想为他们做点儿什么。总想劝他们早日回到学校或做点别的什么,很难耐心地陪着他们慢慢来。不过,如果家人真正明白了蛰居并非愚蠢的行为,而是很有意义的事情,焦虑就会减轻,便能真正地慢下来。

## 一个案例

说到这里,我想举一个现代人蛰居的例子。这是 40 多年前的事了,那时我刚从瑞士回到日本没多久。

来访者是一名高一学生,比同龄人落后了五个年级。他被诊断为精神分裂症,住进了医院。现在我们都知道"蛰居族",但在当时如果一个人什么也不做,成天在家里无所事事,就会被当作患病、分裂症送进医院。

这样的人住院后会很安静,看上去完全可以出院,但他们出院回到家后,仍不愿上学。一段时间后,家人开始着急:"能去学校你就去吧。"有些当事人便怒火上升,胡闹起来,甚至砸东西。于是,家人认定他"病还没好",再次把他送入医院。就这样不断重复。我的这个来访者也先后住院两次,耽误了五年的时光,一直待在高一。

上文也说了,一定要注意针对不同情况采取不同的面谈方法。我觉得这甚至可以说是我们的基本方针。简言之,既不要强行拉拽来访者回到常人的世界,也不要因为觉得他待在原处非常好就鼓励他一直待下去。我们要抱着难得在这儿,一定要好好陪伴他的态度,这样才能真正交谈。交谈中适时说上一句"如果做了梦,告诉我哦"。

这个来访者第二次来的时候告诉我他做了一个自己也感到非常吃惊的梦。"小学时的一个女同学的父亲被软禁了,我去救他。那里好像是一座城池,城池烧了起来,陷落了。那位父亲被烧死了。然后,就像电视换频道一样,画面一下子切换到了日本职业棒球联赛中巨人队与阪急队的对战。"

我自己也做过这种富有戏剧性的梦,这是常有的事儿。在外人看来,蛰居族闭门不出,什么也不做,其实他们的内心正发生着不得了的变化。这个来访者的情况是,小学时班上有一个女生,成绩非常好,两人互相有好感。他五年级就转学了,但从此内心深处有了一个女性形象。据说女孩的父亲是警察。

一个小学五年级的学生与内心深处的女性分开了,简直可以说像丢了魂一样。她父亲是警察,象征着这也不让做那也不让做的刻板的父亲形象。也就是说,他心中的父亲形象是这也不让做那也不让做,成天说不行的人。不让心中的这个父亲形象死一次是不行的。

他非常刻板。没见过像他那样守时的人。如果约好 10 点见面,他一定会在 10 点整推门进来。我问了一下,据说他一定会提前 30 分钟到达,先在附近溜达,掐准时间再进来。他就是这样的一个人。如此刻板的人,学校的学习方面落后了,一定会想弥补上了再去学校,拼命弥补也弥补不了时,就放弃了。这样的他在梦中梦见一个警察身份的刻板的父亲被烧死了。

听了他的梦,我嘴上说"真是惊心动魄的梦,令人吃惊",但我知道一定是他的内心正在发生激烈的变化。因为内心正发生截然不同于日常生活的事情,自然就无法去学校。这个来访者作了许多梦的解析后,能正常上学了。他后来挺顺利的,上了一所相当不错的大学,毕业后还结婚生子了。但他接受心理治疗的时候真的完全处于蛰居状态,无所事事,甚至被怀疑是精神分裂症。

这个例子很好地说明了我们应如何对待正在蛰居的人。当然,这么顺利的情况非常少见。刚才也说了,一定要注意进展顺利也不能操之过急,否则很容易出问题。上升得太快一定会失败。

因此,从事与我们类似的工作的人,有必要多了解过去那些闭门做梦的人的事情。了解了大量这样的事例后,看到现在闭门在家,三年都不上一次学的人,也许就不会觉得特别糟糕特别奇怪。而且,也必须知道并不是明惠说的那样迷迷糊糊地做梦就好了,不能想得那么简单。

**注**

(1) デーヴィッド・コクスヘッド他『イメージの博物誌3　夢——時空を超える旅路』河合隼雄・氏原寛訳、平凡社、一九七七年。

(2) 河合隼雄『とりかへばや、男と女』新潮文庫、一九九四年。

(3) 河合隼雄『明恵　夢を生きる』講談社+α文庫、一九九五年。

(4) 河合隼雄・ヨゼフ・ピタウ「アッシジの聖フランチェスコと日本の明恵上人」藤原書店、二〇〇五年、河合隼雄「アッシジの聖フランチェスコと日本の明恵上人」（中沢新一・河合俊雄編『思想家河合隼雄』岩波書店、二〇〇九年）。

这是笔者在甲南大学心理咨询中心学生咨询室于2006年7月1日主办的公开演讲会上的演讲记录。(编辑:佐佐木玲仁、高石恭子)

# 解说　心理治疗与他者

河合俊雄

　　这本书名叫《心理治疗入门》，但翻看目录就会发现它并不像一般意义上的入门书。说到入门书，若说作者河合隼雄的研究领域——荣格心理学的入门书，可能这套合集中的《荣格心理学入门》比较合适；若说心理治疗的概论，《心理治疗之路》的论述更成体系。此外，像《心理咨询实务》那样，依据丰富的心理治疗实例，如演讲般介绍心理治疗的书，也有好几本。与这些相比，我认为这本书的特点在于，它论述了心理治疗中各种有趣的主题。与其说是入门书，倒不如说更像应用篇。

　　这里有必要说说这本书是如何成立的。这本书源于河合隼雄主编八卷本《讲座　心理治疗》(2000—2001)时为各卷写的概论。后来，他对这些概论作了修订、增补，加了新的章名，于2002年结成《心理治疗入门》一书。这本书由于是在讲座的框架下写的概论集子，在这个意义上说从中可以看出河合隼雄所构想的心理治疗体系。关于这一点，后文再详述。

　　原来的讲座中，每一卷的名称都含有"心理治疗与……"，诸如《心理治疗与过渡礼仪》等，这反映出心理治疗总是需要他者。论述心理治疗是相当难的。一不小心便流于缺少广度的寻常东西。河合隼雄的《心理治疗之路》也是从正面介绍心理治疗的著作，少了一些作者其他著作中常见的妙趣。我想这可能与心理治疗面对的"心灵""灵魂"或"我"等主题都是无实体之物有关。虽然很多事情都可以作为心理问题来讲，但心灵本身却说不清道不明。说"我就是我"也没用。心灵在他者的映照下才能更好地显现出来，因此心理治疗也离不开他者。这不仅仅指来访者与心理治疗专家实际开展心理治疗的情况，理论的探讨也是如此。

　　我想，荣格是非常清楚这一点的。正因为如此，他在包括《心理学与炼金术》和《神秘合体》在内的著作中，都试图通过炼金术这个他者，来论述自己的心理学，甚至说后期的荣格潜心于炼金术的研究也不为过。这正是荣格心理学、心理治疗。《心理治疗入门》也选择了意象、身体、过渡礼仪、故事等各种各样的他者。通过它们的映照，或者说借助它们的视角，心理治疗就更加清晰可见了。

此外，作为概论，这本书引用或参照了讲座中的许多论文。在这个意义上也可以说，这本书建立在与他者的对话上。正如作者所提到的，这本书由概论增补、修改而成，完全可以单独阅读，但强烈推荐大家读一读书中引用或提及的论文。讲座各卷还收录了与其他领域的专家的对话，也已经单独成册《心理治疗对话》(2008年)。可以说它全面采用了对话的形式。

从全书看，在河合隼雄看来，"意象"和"故事"占据了心理治疗的中心。荣格很重视心理治疗中包括梦在内的意象。河合隼雄则在此基础上强调"故事"，这可以说是他的特点。这也与心理治疗的讲述直接相关。无论怎样，在心理治疗中，"灵魂"和无意识等超乎自己之外的某些东西作为意象或故事存在着，是很重要的。本书第四章大幅引用的武野俊弥的患者的梦很精彩。这种超乎自己之外的意象和故事在心理治疗中被视为非常关键的东西。而在关于身体的第二章中，作者真正想说的是通过身体浮现出来的"灵魂"的层面。从这个意义上说，通常的心理治疗的理解是以咨访关系为基础，将其作为移情和反移情加以详细述说。这本书也确实专门为此设了一章。但是，这里所说的关系与普通的咨访关系不是同一个层面上的东西。

此外，从重视超越自己之物和灵魂这一点看，河合隼雄的心理治疗模式接近巫术和古代的宗教，这本书也特别详细地论述了过渡礼仪。同时，考虑到这样的仪式正在消失，对于要如何与科学的看法对决，如何应对现代社会，作者分别为基于因果律的思考和现代社会专门开设了一章。作者深知自己的心理疗法并非所谓的科学的方法，却也非常注意避免否定科学时的"随意性"。例如，书中说到即使"勉强用非因果关系的方法思考，……如果治疗师的干预作用被削弱，治疗便无从展开"（第110页）。字里行间透露着开展心理治疗时的严谨精神。

　　这本书与其说各章分别从不同视角讨论心理治疗的不同侧面,不如说始终直指心理治疗的本质。其论述结合了大量实例。从这里我们也可以看出,心理治疗的个例也带有普遍性,同时,个例的具体情况各不相同,所以心理治疗中没有什么问题是入门级的,所有的问题都包括从入门到应用的内容,治疗师也不得不反复入门。这本书中也有很多在某个时点看起来已经得出结论了,却在新的案例中被否定的情况。

　　我在读这本书的过程中被作者的一种姿态吸引了。例如,关于意象的第一章中,作者在入门书式地对意象作了解释分析后指出,"意象这种东西,再怎么描述、再怎么解析也是不够的,需要与之共生"(第21页)。关于"故事",最后也说"与故事共生"。我想,这是说心理治疗中无论有多少专业知识都不够,治疗师必须让自己置身其中。在这个意义上,设置第七章"心理治疗中的个性"是理所当然的。心理治疗存在各种各样的学派,而且治疗师有必要让自己置身其中,所以不难想象个性占据着非常重要的位置。作者最后得出了令人吃惊的结论。"心理治疗师选择某个学派,就意味着一种自我放弃。他需要在此基础上摸索如何成为独立的心理治疗师。……折中派虽然不断努力摸索自己的方法,却因缺少放弃自己、否定自己的经历,而过于天真。"(第158页)个性啊,参与啊之类的,容易令人想到积极的东西,作者却指出它们还伴随着自我否定,我觉得这是非常重要的提醒。而且,作者后面还指出"乍看上去是严格要求自己,但逼迫自己也有使自己走进死胡同的危险",这要求我们不能停滞不前。

　　这次出文库本,加入了作者于2006年7月1日在甲南大学做的演讲"蛰居与梦"。这是甲南大学心理咨询中心学生咨询室主办的公开演讲会的记录,感谢高石恭子允许我们转载会议纪要上的内容。这是河合隼雄病倒并失去意识之前一个半月的演讲。他在演讲中强调了"蛰居"和"梦"的重要性。在这个意义上可以说,它是对过渡礼仪的重新思考。演讲中关于河合隼雄敬仰为师的明惠和圣方济各的内容,也令人印象深刻。演讲的最后说到了"慢慢回归",遗憾的是河合隼雄在近一年的蛰居后,成了不归人。他去往彼世之前为什么需要一年的蛰居? 这一年中他梦见了什么? 为什么走上了不归的旅途? 我抱着这些疑问,结束"河合隼雄心理对话系列"最后一册,即这本书的解说。

# 出版后记

河合俊雄(刘曦坤　译)

　　我的父亲河合隼雄,是第一个将荣格心理学正式介绍到日本的人,这套合集是他有关"心理治疗"的代表作品,此次为了一般读者的携带方便,以小型平装本的形式出版发行。2006 年 8 月父亲突然病倒,就这样昏迷不醒近一年,直到 2007 年 7 月故去,至少在意识上,他并没有做好死的准备。因而以他生前的工作方式,很遗憾,他几乎没有留下什么遗稿。他所留下的工作已经无法加以整理出版,于是现在这个合集的出版就含有了追悼的意味。

　　这套合集,从他的第一部作品《荣格心理学入门》开始,到他晚年所著的《心理治疗入门》为止,读者从中可以追寻到河合隼雄有关心理治疗的思考变迁的轨迹。《荣格心理学入门》一书,主要介绍他在欧洲学习到的心理治疗理论与方法,同样是初期作品的《心理咨询实务》则更多记载了他自己的体验,以及他身体力行的心理治疗的案例,因而更为本真生动。而父亲自成一体的对心理治疗的理解和实施方法,在他六十三岁从京都大学退休时所著的《心理治疗之路》中呈现出更多的自知和觉悟，这在他初期的作品中虽然已有端倪，但无疑后期更为鲜活。

　　所谓心理治疗，不论治疗师如何努力，也要根据来访者这个他人的情形而定。父亲河合隼雄论述心理治疗，经常是在与其他的学科进行不断的对话，与各种语境或背景的不同流派互相对照中展开，这也是荣格心理学派的特征。这些思考反映在《生与死的接点》中关于文化人类学和宗教学的见解，在《荣格心理学和佛教》中则是汲取了来自佛教的智慧。虽然他的心理治疗观很多时候与(自然科学式的)"科学性"不无分歧，但他从未停止对科学性的思考。他最后的著述《心理治疗入门》，涉及了意象、身体性、过渡礼仪、故事等各种与其他流派相关联的心理治疗，是收集《讲座　心理治疗》这套八卷本丛书的卷首概要整理而成的，将未形成体系的心理治疗放入各种语境加以把握，他的这种学术态度可以说是贯穿始终。

　　有关心理治疗著述的编辑工作,现在已经以小型平装本的形式出版,虽然没有任何一本有编辑上的难度,但仍旧不能保证网罗了他的全部作品。只是一般读者可以通过阅读这套合集,了解到河合隼雄对于心理治疗的思考方式的精髓。

　　关于著作版权的许可,非常感谢培风馆和诚信书房的理解。本套合集中,《荣格心理学入门》和《心理咨询实务》(之前诚信书房以《心理咨询的实际问题》为书名出版)由于对某些章节做了选录,对于希望了解更专业内容的读者,我强烈推荐培风馆和诚信书房出版的完整版本。同时,衷心感谢在百忙中痛快答应为各卷撰写解说的老师们,还有从策划到各种审核都多有关照的岩波书店的中西泽子女士。

2009 年 3 月 31 日